Naturkosmetik selber machen

Eigene Gesichtscreme herstellen
für die trockene Haut

Birgit Schilder

Naturkosmetik selber machen

Eigene Gesichtscreme herstellen
für die trockene Haut

Impressum:

Birgit Schilder
Bachstraße 12
50171 Kerpen

birgitschilder@natursanft.de
www.natursanft.de

Umsatzsteuer-Identifikationsnummer: DE283646631
Quellen Fotos:
Coverfoto:
Copyright © PhotoSG – Fotolia.com www.fotolia.com
Fotos im Buch:
Copyright: © FikMik - Fotolia.com www.fotolia.com
Copyright: © gudrun - Fotolia.com www.fotolia.com
Copyright: © Sarie - Fotolia.com www.fotolia.com
Copyright © ra2 studio - Fotolia.com www.fotolia.com

Bibliografische Information der Deutschen Nationalbibliothek:
Die Deutsche Nationalbibliothek verzeichnet diese Publikation in der
Deutschen Nationalbibliografie; detaillierte bibliografische Daten sind im
Internet über http://dnb.dnb.de abrufbar.

© 2018 Birgit Schilder

Herstellung und Verlag: BoD – Books on Demand, Norderstedt

ISBN: 978-3-7528- 2904-4

VORWORT

Hallo, lieber Leser, liebe Leserin,

mein Name ist Birgit Schilder und ich bin ausgebildete Dipl.-Kosmetikerin sowie seit ca. 10 Jahren zertifizierte Trennkost-Beraterin.

Schon von jeher interessiere ich mich für die Themen Naturheilkunde, Ernährung, Gesundheit und natürliche Hautpflege. Ich bin der Meinung, dass nichts wertvoller für unsere Gesundheit, unser Wohlbefinden sowie für die Schönheit ist, wie die Natur selbst.

In diesem Ratgeber zeige ich Ihnen, wie Sie einfach und ohne großen Aufwand, Ihre eigene Naturcreme herstellen können.

Ich finde, wir sollten uns alle wieder mehr der Natur zuwenden. Die Natur hat so viele wundervolle Energien, die wir nutzen können und sollten, ohne unsere Erde auszubeuten.

Mit einer selbstgemachten Gesichtscreme, mit ihren wertvollen, natürlichen Inhaltsstoffen, pflegen Sie nicht nur Ihre Haut optimal und nachhaltig, sondern auch Ihre Sinne und Ihre Psyche profitieren davon.

Erinnern Sie sich an den Geruch eines frischen Rosenstrauches!
Oder an den Duft des Lavendel!
Den Duft einer Orange!

Gerüche üben sehr intensive Gefühle in uns aus. Dies kann man mit keinem chemisch erzeugten Duft erreichen. So sind die vorgestellten Cremes nicht nur eine hochwertige Pflege für Ihre trockene Haut, sondern mit jedem Auftragen empfinden Sie ein Hochgefühl für Ihre Seele.

Erfahren Sie alles über die wunderbaren Wirkungsweisen verschiedener Pflanzenöle sowie der ätherischen Öle. Gerade die ätherischen Öle wirken über ihren Duft auf unsere Sinne.

Zusätzlich erfahren Sie in diesem Ratgeber, die Wirkungsweisen der Bachblüten. Bachblüten haben zwar keinen pflegenden Effekt, jedoch können sie bei seelischen Beschwerden sehr hilfreich sein. Bachblüten wirken nicht nur durch eine Einnahme, sondern werden auch über die Haut aufgenommen. Es ist nicht zwingend erforderlich Bachblüten in Ihre Naturcreme einzuarbeiten, aber bei kleinen „Unpässlichkeiten" können Sie 2 Fliegen mit einer Klappe schlagen.

Die Cremes sind mit wenigen, aber hochwertigen Zutaten zusammengestellt. Und dennoch sehr wirksam. Die trockene, reife Haut wird mit allem versorgt, was sie braucht. Nicht mehr und nicht weniger.

Ihre Haut ist Natur,

und da sollte auch nur Natur wirken

Lassen Sie sich inspirieren von der Wunderwelt der Natur

Ihre Haut wird es Ihnen danken

WIE ALLES BEGANN

Während meiner Ausbildung zur Kosmetikerin, kam ich zum ersten Mal mit der Herstellung von natürlicher Kosmetik in Berührung.

Ich war fasziniert, mit welchen einfachen, natürlichen Mitteln dies möglich war. Besonders gereizt hat mich jedoch die Tatsache, dass ich immer genau wusste, was sich in meiner Creme befand. Schon damals war mir klar, dass nichts wirksamer für eine natürlich, schöne Haut sein kann, als die Natur selbst.

Nach meiner Ausbildung arbeitete ich in einem Kosmetiksalon. Mir machte meine Arbeit Spaß, aber es störte mich, dass ich meine Kundinnen nicht nur mit chemischen Kosmetikprodukten behandelte, sondern Ihnen diese Produkte, die meiner Meinung nach völlig überteuert waren, zu verkaufen. Schon der Blick auf die Inhaltsstoffe, ließ mich stutzen.

Selbst als ausgebildete Kosmetikerin war ich nicht immer in der Lage, diese Zutaten zuzuordnen. Wie sollten das dann meine Kundinnen können? Sie verließen sich einfach auf den Hinweis „Naturkosmetik" und ahnten nicht, welche hautirritierenden Inhaltsstoffe sich darin verbargen.

Ich versuchte, meine damalige Chefin, davon zu überzeugen, zusätzlich zu unserem Sortiment eine eigene Naturcreme herzustellen, um damit unsere Kundinnen auf Wunsch zu behandeln. Hier stieß ich jedoch auf taube Ohren und meine Idee wurde mit dem Hinweis: „daran verdienen wir doch nichts" abgeschmettert.

Für mich persönlich stellte ich weiterhin meine eigene Creme her. Ganz ohne Chemie und ich fand, diese konnte den teuren Produkten durchaus das Wasser reichen.

Zum Muttertag verschenkte ich erstmals eine Creme an meine Mutter und meine Schwiegermutter. Beide, damals bereits über die fünfzig, waren restlos begeistert. Bald sprach sich die Wirksamkeit meiner Naturcreme im Bekannten- und Verwandtenkreis herum und ich erhielt immer wieder Bestellungen, die ich meist verschenkte oder später zum Selbstkostenpreis abgab.

Eine gute Freundin von mir litt seit Jahren unter einer schlimmen Neurodermitis. Mittlerweile wurde ihre Neurodermitis nur noch durch Cortison-Salben gemildert.

Mehrfach bot ich ihr an, doch mal meine Naturcreme zu verwenden. Sie lehnte immer wieder ab, weil sie leider die Erfahrung gemacht hatte, dass die meisten Produkte den Zustand ihrer Neurodermitis verschlimmerten. Ihre Haut war dermaßen übertherapiert, dass sie auf fast alles allergisch reagierte.

Zu ihrem nächsten Geburtstag schenkte ich ihr eine Creme. Da ihre Neurodermitis hauptsächlich im Gesicht, besonders in den äußeren Augenwinkeln sowie in Arm- und Kniebeuge auftrat, empfahl ich ihr einen Test in der Armbeuge zu machen. Begeistert war sie nicht, aber sie versprach, es zu versuchen.

Kurze Zeit später rief sie mich überraschend an und ihre erste Frage war: „was ist in diesem Hexengebräu drin?" Ihre stark juckenden Ekzeme in den Armbeugen waren fast vollständig verschwunden. Für sie war es fast ein kleines Wunder und sie entschied sich die Creme nun auch im

Gesicht zu versuchen. Und wieder trat eine deutliche Besserung ein.

Solche Erlebnisse hatte ich noch mehrfach. Eine Schulkameradin meiner Söhne, damals gerade mal 7 Jahre alt, litt ebenfalls unter stark juckenden Ekzemen. Der Juckreiz war so stark, dass sie sich regelrecht blutig kratzte.

Auch hier schenkte ich der Mutter des Kindes eine Creme, die diese sehr kritisch angenommen hat. Aber auch hier besserten sich die Ekzeme innerhalb kürzester Zeit.

Meine Erfahrungen bedeuten nicht, dass auch Ihre Haut so auf eine Naturcreme reagiert. Ich möchte keinesfalls den Eindruck erwecken, dass es sich um ein „Allheilmittel" handelt.

Aber ich persönlich glaube, dass nichts wirksamer ist, als die Natur selbst. Wertvolle Pflanzenöle, ätherische Öle und natürliche Bestandteile wie Bienenwachs und Lanolin in einer Naturcreme, pflegen Ihre Haut optimal und frei von chemischen Zusätzen.

Und es ist wirklich keine Hexerei!

Wer mag, kann seine wertvolle Creme noch mit Bachblüten „verfeinern". Bachblüten haben zwar keine pflegenden Eigenschaften, jedoch wirken sie sehr hilfreich auf Ihre Psyche. So kann beispielsweise die Bachblüte Larch Ihr Selbstbewusstsein stärken. Und oft ist es gerade unsere Psyche, unsere seelischen Belastungen, die die Haut schneller altern lassen.

Dabei ist es egal, ob Sie Bachblüten einnehmen oder direkt mit Ihrer Creme auf die Haut auftragen. Bachblüten werden auch über die Haut aufgenommen. So wirken Bachblüten beispielsweise bei depressiven Verstimmungen, Müdigkeit, Lustlosigkeit, Überforderung, geringem Selbstwertgefühl und vielem mehr.

Ein ganz besonderes Naturmittel für eine straffere Haut, ist Silicea. Deshalb habe ich Silicea auch ein kleines Kapitel gewidmet. Silicea ist nicht nur ein hervorragendes, natürliches Mittel für eine straffere Haut, sondern kann auch sehr hilfreich zur Linderung der Cellulite eingesetzt werden.

GUTE GRÜNDE FÜR DIE EIGENE NATURCREME

Naturkosmetik erfreut sich immer größerer Beliebtheit. Die Menschen werden wieder naturbewusster.

Allergien nehmen immer mehr zu, was durch chemische Zusätze, wie beispielsweise Konservierungsstoffe, ausgelöst werden kann.

Aber welche Creme soll ich verwenden?

Das Angebot der Kosmetikindustrie ist enorm. Steht man in der Drogerieabteilung vor den Regalen, wird man von dem massiven Angebot regelrecht erschlagen. Hier hat man die Qual der Wahl und jeder Anbieter verspricht einem goldene Berge.

Und überhaupt? Ist eigentlich überall wo „Natur" oder „Bio" draufsteht, auch nur Natur drin?

Leider ist dem nicht immer so. Schon ein geringer Anteil eines natürlichen Zusatzes, berechtigt die Aufschrift „Naturkosmetik". Natürlich möchte ich hier nicht alle Naturkosmetik-Hersteller in einen „Topf" werfen. Es gibt durchaus hochwertige Naturkosmetik, die diesen Namen auch verdient. Aber man sollte schon genau hinsehen.

Haben Sie mal die Haltbarkeit von „Naturkosmetik" aus dem Handel geprüft? Oft sind diese Cremes jahrelang haltbar, sonst würden sie auch nicht vom Handel aufgenommen.

Aber wie bitte schön soll eine jahrelange Haltbarkeit möglich sein, wenn nicht mit chemischen Konservierungsstoffen nachgeholfen wird? Und gerade diese chemischen Konservierungsstoffe, wie beispielsweise Paraben, sind oft Auslöser von Hautallergien.

Unsere Haut verfügt über einen natürlichen Hautschutzmantel. Dieser besteht u.a. aus Bakterien. „Gute" wie „schlechte" Bakterien. Die „guten" Bakterien braucht unsere Haut, um eine natürliche Haut-Flora zu gewährleisten. Benutzen Sie nun ein Kosmetikprodukt, welches ein chemisches Konservierungsmittel enthält, so tötet dieses aber nicht nur die „schlechten" Bakterien ab, sondern auch die „guten". Dadurch wird die natürliche Haut-Flora gestört. Die Haut reagiert empfindlich, wird angreifbarer für Umwelteinflüsse und im schlimmsten Fall wird eine Allergie ausgelöst.

In den hier vorgestellten Naturcremes werden zur Konservierung ausschließlich ätherische Öle verwendet. Ätherische Öle haben nicht nur eine sehr pflegende Wirkung auf die Haut, sie wirken auch antiseptisch (keimtötend).

Ich bin immer wieder begeistert von der Heilkraft der Natur. So haben z.B. die ätherischen Öle eine hohe Wirksamkeit, da sie bis tief in die Haut eindringen können.

Auch die verwendeten, hochwirksamen Pflanzenöle wie Weizenkeimöl, Avocadoöl, Mandelöl, Jojobaöl etc. haben die Fähigkeit, wirklich von der Haut aufgenommen zu werden, was bei den oft verwendeten Paraffinölen in einer Creme aus dem Handel nicht immer der Fall ist.

Diese bleiben meist auf der Haut liegen, so dass die Haut kaum mehr atmen kann.

Trockene Haut:

Durch Umwelteinflüsse, ausgedehnte Sonnenbäder, klimatisierte Räume und vieles mehr kann die Haut austrocknen.

In zunehmendem Alter nimmt die Talgdrüsenfunktion ab und die Haut wird trocken, rau und spröde. Die trockene, reife Haut verliert immer mehr die Fähigkeit, Feuchtigkeit zu binden.

Die trockene Haut wirkt meist sehr fahl, schlecht durchblutet und schlaff. Trockene Haut braucht viel Feuchtigkeit, aber auch nährende Fette.

Es ist nur in geringem Maße möglich, der Haut von außen Feuchtigkeit zuzuführen. Daher ist es in erster Linie wichtig, genügend zu trinken. Sorgen Sie für ausreichende Flüssigkeitszufuhr und trinken mindestens 2-3 Liter Flüssigkeit täglich. Schon nach kurzer Zeit spüren und sehen Sie einen deutlich besseren Hautzustand.

Bei den hier vorgestellten Cremes handelt es sich um sogenannte W/Ö-Emulsionen. Dies sind Wasser-in-Öl-Emulsionen, was bedeutet, dass das Wasser im Öl „schwimmt". Der Ölanteil ist also höher als der Wasseranteil. Diese W/Ö-Emulsion ist für die trockene, reife Haut bestens geeignet.

Tragen Sie Ihre selbst hergestellte Creme auf, so wird das Blütenwasser von der Haut aufgenommen und gleichzeitig schließt der höhere Fettanteil diese Feuchtigkeit ein. Das Hautbild wirkt gleich viel frischer und praller.

Reife Haut:

Die reife Haut ist fast immer sehr trocken. Aber auch Mischformen kommen vor, wie beispielsweise die T-Zone. Bei der T-Zone sind die Wangen trocken. Stirn, Nase und Kinn hingegen fettend und stark glänzend.

Ab dem 25. Lebensjahr beginnt die Haut bereits zu altern. Während sie bis zu ihrem 25. Lebensjahr jugendlich frisch ist, verliert sie ab dem 25. Lebensjahr immer weiter an Spannkraft. Die Zellerneuerung verlangsamt sich und die Talgdrüsen produzieren immer weniger Hauttalg. Die Bildung der kollagenen Fasern lässt ebenfalls nach.

Natürlich passiert dies nicht von heute auf morgen, es ist ein langsamer, schleichender Prozess.

Mit zunehmendem Alter bilden sich zunächst kleinere Fältchen. Spätestens ab dem 30. Lebensjahr braucht Ihre Haut daher eine besondere Pflege. Mit den hier vorgestellten Cremes können Sie Ihre Haut wirksam und ohne chemische Zusätze optimal pflegen und regenerieren.

Die Kosmetikindustrie will uns weismachen, dass ihre Produkte so wertvoll sind, dass sie einen hohen Preis rechtfertigen.

Hochgradige Versprechen locken zum Kauf. Oft sind diese Versprechen kaum haltbar, aber als verzweifelte Konsumentin, möchte man diesen Versprechen gerne glauben schenken. Preise von 20 € oder mehr sind es den Kundinnen wert, diese zu zahlen.

Die hier vorgestellten Cremes können es an Wirksamkeit, meiner Meinung und Erfahrung nach, durchaus mit den hochpreisigen Cremes aufnehmen. Man kann einer Haut nicht mehr zufügen, als sie braucht und aufnehmen kann.

Was kostet nun eine selbsthergestellte Creme?

<u>Kosten der Rohstoffe:</u>

Pflanzenöle 100 ml kosten zwischen 4,00 Euro bis ca. 10,00 Euro

Blütenwasser 100 ml kosten ca. 3,00 Euro

Lanolin anhydrat 50 g kosten ca. 3,00 Euro

Bienenwachs 50 g kosten ca. 3,00 Euro

Kakaobutter 30 g in Bioqualität kostet ca. 3,00 Euro

Ätherische Öle 10 ml kosten zwischen 2,00 Euro bis ca. 8,00 Euro

Die Preise sind Richtwerte, die je nach Einkaufsquelle unterschiedlich sein können.

Rechnen wir mal den Preis einer guten Creme aus!

Selbst wenn Sie das teuerste Pflanzenöl und das teuerste ätherische Öl verwenden, kommen hier Gesamtkosten für eine Erstbestellung von ca. 30 € zusammen (s. Mengen oben).

Aus dieser Menge erhalten Sie ca. 7-8 Cremes á 30 ml. Mit einer Creme von 30 ml kommt man in der Regel 2 Wochen aus, da die Cremes sehr reichhaltig sind.

Gesamtkosten von 30,00 € geteilt durch 7 (bzw. 8) ergibt im Schnitt ca. 4,00 € pro 30 ml Creme.

Sollten Sie 2 oder mehr Öle in einer Creme verwenden wollen, so vergessen Sie nicht, ggf. auch die gleiche Menge an Blütenwasser zu bestellen.

Wenn Sie Bachblüten hinzumischen, kostet eine Bachblütenmischung in der Apotheke ca. 7,00 bis 10,00 Euro.

BESTANDTEILE EINER NATURCREME

Das Grundrezept der hier vorgestellten Naturcremes ist immer gleich. Bei Zugabe von Kakaobutter verändern sich lediglich die Mengen der restlichen Zutaten leicht.

Die Bestandteile einer Naturcreme sind:

Die Fettphase:

Die Fettphase besteht immer aus:

Pflanzenöl
Lanolin
Bienenwachs
und -falls erwünscht- Kakaobutter

Die Wasserphase:

Blütenwässer

Ätherische Öle

Bachblüten (bei Bedarf)

Mehr Inhaltsstoffe sind für eine wirkungsvolle Naturcreme wirklich nicht nötig. Die Inhaltsstoffe versorgen Ihre Haut mit allem, was sie braucht. Die hier vorgestellten Rezepte für eine Naturcreme sind völlig ausreichend, für eine regenerierende Pflege für die trockene, reife Haut.

DIE PFLANZENÖLE IN EINER NATURCREME

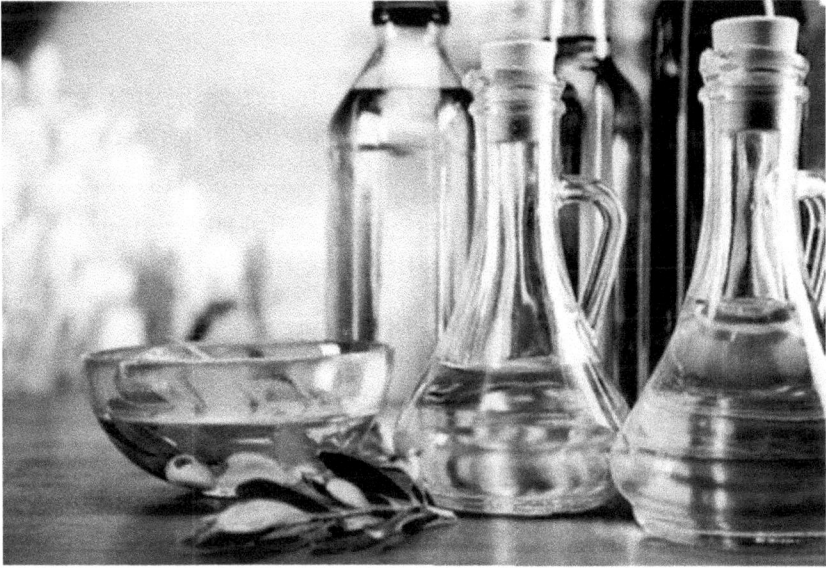

Nachfolgend erfahren Sie die Eigenschaften und Wirkungsweisen der Pflanzenöle.

Diese naturreinen Pflanzenöle eignen sich hervorragend für die Pflege der trockenen, reifen Haut.

Achten Sie aber bitte auf Qualität und darauf, dass es sich um naturreine Öle handelt. Bevorzugt als **kaltgepresste** Öle bzw. **1. Pressung**. Empfehlenswert sind die Öle in kbA-Qualität (kontrolliert biologischer Anbau).

Kosmetische Wirkung

Aprikosenkernöl ist ein sehr hochwertiges, straffendes Öl. Es ist sehr vitaminreich und regt die Zellerneuerung an.

Besonders auf die irritierte und gereizte Haut hat es einen lindernden und beruhigenden Effekt. Auch von der empfindlichen Haut wird es sehr gut vertragen.

Es ist ein wertvolles Öl, das sich besonders für die Herstellung einer Regenerationscreme für die trockene, reife Haut eignet.

Für welchen Hauttyp geeignet

- Trockene und reife Haut
- Empfindliche Haut
- Gereizte und irritierte Haut

Kosmetische Wirkung

Avocadoöl zeichnet sich durch einen hohen Anteil der Vitamine A, D und E aus.

Es fördert die Zellregeneration, die sich mit zunehmendem Alter verlangsamt und ist daher besonders für trockene, spröde Haut zu empfehlen.

Aber auch für empfindliche, gereizte Haut eignet es sich hervorragend.

Avocadoöl wird sehr gut von der Haut aufgenommen und zieht schnell ein.

Für welchen Hauttyp geeignet?

- Trockene, reife Haut
- Empfindliche Haut
- Gereizte Haut

Kosmetische Wirkung

Haselnussöl ist ein sehr nährendes Öl. Es eignet sich gerade für die Pflege der trockenen und reifen Haut. Sehr empfehlenswert auch für die schuppende Haut.

Allerdings ist es ein sehr fettes Öl und wird daher eher für die Nachtpflege empfohlen. Es hat einen leicht nussigen Eigengeruch.

Für welchen Hauttyp geeignet

- Trockene, schuppige Haut
- Alternde, reife Haut

Kosmetische Wirkung

Für mich ist Jojobaöl eines der wirksamsten Öle in der Naturkosmetik.

Im eigentlichen Sinn ist Jojobaöl kein Öl, sondern ein Wachs. Es hat somit eine Sonderstellung bei den Ölen und ist Bestandteil vieler Hautpflegeprodukte.

Jojobaöl spendet viel Feuchtigkeit und gilt für die trockene, reife Haut als wahrer "Jungbrunnen".

Gleichzeitig besitzt Jojobaöl antibakterielle Eigenschaften und ist somit auch für die unreine Haut zu empfehlen, ohne sie auszutrocknen.

Jojobaöl zieht sehr schnell in die Haut ein und gehört zu den nicht spreitenden Ölen. Daher eignet es sich hervorragend zur Augenpflege.

Für welchen Hauttyp geeignet?

- Trockene, reife Haut
- Empfindliche, gereizte Haut
- Zu Falten neigende Haut
- Erschlaffte Haut
- Fettige, unreine Haut

MACADAMIANUSSÖL

Kosmetische Wirkung

Macadamianussöl kann sowohl für die unreine, fettige Haut als auch für die trockene und spröde Haut verwendet werden kann.

Es ist sehr nährreich und macht die trockene, reife Haut wunderbar weich.

Für welchen Hauttyp geeignet

- Unreine, fettige Haut
- Trockene, spröde, reife Haut

30

Kosmetische Wirkung

Maiskeimöl hat einen hohen Nährwert sowie einen hohen Vitamin E Gehalt.

Es eignet sich besonders für die trockene, reife Haut. Sehr geeignet für eine wirkungsvolle Regenerationscreme.

Für welchen Hauttyp geeignet

- Reife Haut
- Trockene, spröde Haut
- Alternde Haut

Kosmetische Wirkung

Das Mandelöl empfiehlt sich für die empfindliche, rissige Haut. Es ist sehr gut verträglich und daher auch für die Babypflege hervorragend geeignet.

Mandelöl ist reich an Vitaminen, besonders der Vitamine A, B und E.

Auch für die reife, trockene Haut ist es sehr zu empfehlen. Es wirkt straffend und regenerierend.

Für welchen Hauttyp geeignet?

- Trockene, reife Haut
- Empfindliche, sensible Haut
- Raue, rissige Haut
- Babyhaut

Kosmetische Wirkung

Nachtkerzenöl ist besonders bei trockener, spröder und reifer Haut zu empfehlen.

Auch bei zu Neurodermitis neigender Haut, hat es sich vielfach bewährt. Es lindert die Schuppenbildung und den Juckreiz. Es ist ein sehr fettes Öl und eignete sich daher eher für die Nachtpflege.

Für welchen Hauttyp geeignet?

- Trockene, spröde Haut
- Schuppenbildung
- Juckreiz
- Reife Haut

Kosmetische Wirkung

Olivenöl ist sehr für die trockene, spröde und reife Haut geeignet. Es wirkt wundheilend, ist daher auch bei irritierter und gereizter Haut zu empfehlen.

Olivenöl hat eine glättende und straffende Wirkung. Es ist hervorragend für eine Regenerationscreme zu empfehlen.

Für welchen Hauttyp geeignet?

- Trockene, spröde Haut
- Reife Haut
- Gereizte, irritierte Haut

Kosmetische Wirkung

Pfirsichkernöl eignet sich für alle Hauttypen. Von den meisten Hauttypen wird es sehr gut vertragen, auch von der sensiblen Haut. Eine Creme mit Pfirsichkernöl wird sehr geschmeidig und zieht schnell ein.

Für welchen Hauttyp geeignet

- Für alle Hauttypen geeignet, auch für die sensible, empfindliche Haut
- Trockene, spröde Haut

Kosmetische Wirkung

Sesamöl ist sehr geeignet für die Herstellung einer Regenerationscreme. Es besitzt einen leichten, natürlichen UV-Strahlen-Schutz. Allerdings sollte man beachten, dass bei starker Sonnenstrahlung dieser Schutz alleine nicht ausreichend ist.

Für welchen Hauttyp geeignet

- Reife, alternde Haut
- Trockene, spröde Haut

Kosmetische Wirkung

Sojaöl ist ein sehr nährendes Öl, was besonders bei trockener, spröder und reifer Haut angewendet wird. Es ist ein sehr fettes Öl und daher gut für die Nachtpflege geeignet.

Für welchen Hauttyp geeignet

- Trockene, spröde Haut
- Reife, alternde Haut

Kosmetische Wirkung

Walnussöl ist ein sehr nährendes Öl. Es hat die Eigenschaft die Haut zu regenerieren. Es zieht sehr gut in die Haut ein.

Für welchen Hauttyp geeignet

- Trockene, spröde Haut
- Reife, alternde Haut

Kosmetische Wirkung

Weizenkeimöl ist ein sehr reichhaltiges Öl und eignet sich besonders für die trockene, reife und beanspruchte Haut.

Es wirkt durchblutungsfördernd und regt die Zellerneuerung an. Weizenkeimöl hat einen hohen Anteil der Vitamine Provitamin A, D und E.

Ebenso hat es eine hautglättende Wirkung.

Regeneriert angegriffene, spröde und trockene Haut.

Weizenkeimöl ist eines der hochwertigsten Öle für die Regenerierung der trockenen Haut.

Es hat einen sehr starken Eigengeruch, der sich auch durch die ätherischen Öle nicht ganz vertreiben lässt. Es ist daher zu empfehlen, Weizenkeimöl mit einem anderen Pflanzenöl zu mischen.

Für welchen Hauttyp geeignet?

- Trockene, spröde Haut
- Reife Haut
- Schlaffe Haut

DIE ÄTHERISCHEN ÖLE IN EINER NATURCREME

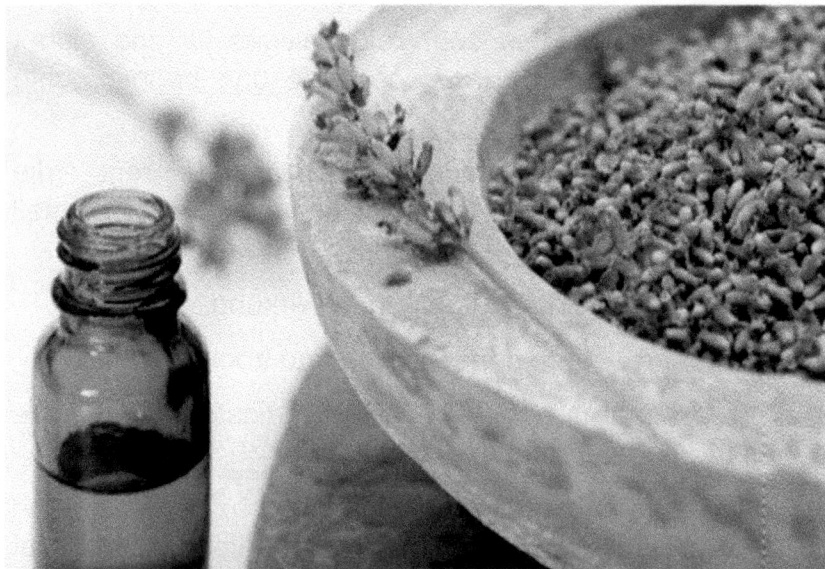

Mit ätherischen Ölen können Sie die Wirksamkeit eines Pflanzenöles oder einer Creme erheblich steigern.

Ätherische Öle haben durch ihre Beschaffenheit die Fähigkeit, tief in die Haut einzudringen. Dies erhöht natürlich die Wirksamkeit Ihres Öles oder Ihrer Creme.

Da ätherische Öle einen sehr starken Duft haben, wirken sie über unseren Geruchsinn direkt auf die Psyche. So hat z.B. das ätherische Lavendelöl eine entspannende Wirkung.

Bitte bedenken Sie, dass nicht alle ätherischen Öle für die Haut geeignet sind. Manche ätherischen Öle können Hautreizungen verursachen.

Hier finden Sie nur ätherische Öle, die ich in meiner eigenen Creme verwende und die bisher weder bei mir noch bei anderen Anwenderinnen Irritationen hervorgerufen haben.

Dennoch sollten Sie, vor der Verwendung, die ätherischen Öle in Ihrer Armbeuge testen. Sollte keine Reaktion erfolgen, können Sie das ätherische Öl Ihrer Wahl verwenden.

Bitte dosieren Sie die ätherischen Öle sparsam.

Rechnen Sie pro 20 ml naturreines Öl etwa 5-10 Tropfen ätherisches Öl. Und pro 30 ml Creme nicht mehr als 8 - 10 Tropfen ätherisches Öl. Mehr ist wirklich nicht nötig, da die ätherischen Öle hochwirksam sind. Dosieren Sie zu hoch, kann es dann doch schon mal zu Reizungen kommen.

Bei Couperose (rote Äderchen) werden ätherische Öle nicht empfohlen, da die meisten ätherischen Öle eine durchblutungsfördernde Wirkung haben. Falls Sie unter Couperose leiden, sollten Sie auf ätherische Öle verzichten.

Wichtiger Hinweis für Schwangere und Stillende:

Manche ätherischen Öle sollen eine Fehlgeburt auslösen können. Es ist davon abzuraten, während der Schwangerschaft oder des Stillens, ätherische Öle zu verwenden.

Kosmetische Eigenschaften

Geraniumöl wirkt sehr anregend auf die Zellerneuerung, was gerade bei der trockenen, reifen Haut erwünscht ist.

Eine weitere Eigenschaft des Geraniumöl ist seine antiseptische Wirkung. Auch die trockene Haut leidet manchmal unter Hautunreinheiten. Bei der reifen Haut werden Hautunreinheiten oft durch die Wechseljahre hervorgerufen. Ebenso können Umwelteinflüsse, Unverträglichkeiten von anderen Kosmetikprodukten Unreinheiten auslösen.

Auch sind die Unreinheiten einer „Verstopfung" der oberen Hautschicht zuzuschreiben. Ist die obere Hautschicht trocken und somit schuppig, kann beispielsweise Hauttalg nicht mehr genügend abfließen. Geraniumöl ist hier wirklich ein wahres „Wundermittel". Es beruhigt die Haut, wirkt antiseptisch, also antibakteriell und löst die Verhornungen auf.

Geraniumöl hat auch entwässernde Eigenschaften. Es entschlackt das Gewebe und hilft überflüssige Wasseransammlungen abzubauen. Dies mag im Zusammenhang mit der trockenen Haut wie ein Widerspruch klingen, ist es aber nicht. Geraniumöl entzieht der Haut keineswegs Wasser, sondern lindert nur die Symptome von Wasseransammlungen im Gewebe, sprich Ödemen und regt die Haut an, überflüssiges Gewebewasser abzutransportieren. Gerade im Bereich der Augen, die leider oft besonders am Morgen von Ödemen betroffen sind, kann es wahre Wunder bewirken.

Es wird jedoch davon abgeraten Geraniumöl als Konzentrat, also als pures ätherisches Öl, anzuwenden. Verwendet wird es als Zusatz in einer Naturcreme oder in einem Pflanzenöl.

Eine weitere Eigenschaft des Geraniumöl ist sein adstringierender (zusammenziehender) Effekt. Geraniumöl wirkt sich daher günstig auf erweiterte Poren aus. Schon alleine diese Wirkung sorgt für ein frischeres und strafferes Aussehen der Haut.

Psychische Wirkung:

Geraniumöl wirkt sehr gut bei nervösen Spannungen. Man spricht dem Geraniumöl auch eine stimmungsaufhellende Wirkung bei Depressionen zu.

Kosmetische Eigenschaften:

Kamillenöl wirkt beruhigend und entspannend. Gerade die trockene Haut ist oft gereizt und so kann die beruhigende Wirkung des Kamillenöls für die trockene Haut ein Segen sein.

Ebenso hat Kamillenöl eine antiseptische und entzündungshemmende Eigenschaft. Es wirkt Hautunreinheiten entgegen. Kamillenöl ist somit nicht nur ein sehr pflegendes, sondern auch ein heilendes Öl.

Psychische Wirkung:

Kamillenöl wirkt entspannend und beruhigend. Es lindert nervöse Spannungen wie z.B. bei Wut, Ärger, Stress etc. Es ist daher nicht nur in der Hautpflege ein wertvolles Öl, sondern hilft auch bei psychischer Anspannung.

Kosmetische Eigenschaften:

Lavendelöl gehört für mich zu einem der wertvollsten ätherischen Öle. Es gehört in jede Creme, schon wegen seiner antibakteriellen und zellerneuernden Eigenschaften.

Mit Lavendelöl können Sie Ihre selbstgemachte Creme auf natürliche Weise sanft konservieren. Lavendelöl hilft eine Ansammlung von Bakterien einzudämmen.

Lavendelöl hat sehr beruhigende und entspannende Eigenschaften. Gerade die oft gereizte, trockene Haut profitiert von dieser ausgleichenden, beruhigenden Wirkung.

Eine weitere, sehr wertvolle Eigenschaft ist, dass Lavendelöl die Zellerneuerung anregt. Gerade die reife Haut, deren Zellerneuerung mit zunehmendem Alter nachlässt, profitiert davon. Je besser die Zellerneuerung, umso frischer und jugendlicher wirkt das Hautbild.

Psychische Wirkung:

Schon alleine der Duft des Lavendel wirkt beruhigend und entspannend. Sie profitieren 2-fach, wenn Sie Lavendelöl in Ihrer Creme verwenden. Zum einen entspannt es Ihre Sinne und zum anderen entspannt es Ihre Gesichtshaut.

Kosmetische Eigenschaft:

Orangenblütenöl wirkt sehr beruhigend. Ebenso regeneriert es die trockene, reife Haut. Wie das Lavendelöl, hat es die Eigenschaft, die Zellerneuerung anzuregen. Mit zunehmendem Alter lässt die Zellerneuerung stark nach, was ein Erschlaffen des Hautbildes und der Gesichtskontur zur Folge hat. Orangenblütenöl hat die Eigenschaft, die Zellerneuerung anzukurbeln und verhilft somit zu einem frischeren und strafferen Hautbild.

Auch wirkt es antiseptisch, was Unreinheiten der Haut verschwinden lässt. Unsere Haut ist täglich verschiedenen Verschmutzungen der Umwelt ausgesetzt, was auch bei der reifen Haut Unreinheiten verursachen kann. Selbst die trockene Haut leidet zuweilen unter Hautunreinheiten, da die Verhornung der trockenen Haut ein Abfließen des natürlichen Hauttalgs behindert.

Psychische Wirkung:

Organgenblütenöl wirkt entspannend. Gerade in unserem heutigen, oft stressigen Alltag kann es daher empfohlen werden. Orangenblütenöl wird nachgesagt, dass es bei Depressionen sehr hilfreich sein kann und stimmungsaufhellend wirkt.

SANDELHOLZÖL

Kosmetische Eigenschaften:

Sandelholzöl hat eine feuchtigkeitsspende Wirkung, was natürlich gerade der trockenen, reifen Haut zu Gute kommt.

Durch seine antiseptischen Eigenschaften, kann es die irritierte, zu Hautunreinheit neigende Haut beruhigen und heilen.

Psychische Wirkung:

Sandelholzöl ist durch seine entspannende, beruhigende Eigenschaft hervorragend geeignet, Ängste oder Depressionen zu lindern.

Kosmetische Eigenschaften:

Das ätherische Rosenöl zählt zu den teuersten ätherischen Ölen.

1 ml kostet bis zu 25 €. Aufgrund des hohen Preises wird es deshalb meist in 1 ml-Mengen verkauft.

Rosenöl wirkt beruhigend und straffend auf die Haut. Deshalb ist es sehr für die trockene, reife Haut zu empfehlen. Es kräftigt die Gesichtshaut und beugt so der Erschlaffung der Haut vor. Bei bereits bestehender Schlaffheit, kann es die Gesichtszüge wieder straffer werden lassen.

Es wirkt antiseptisch und entzündungshemmend, besonders bei Ekzemen und schuppender Haut.

Psychische Wirkung:

Rosenöl wirkt besonders intensiv auf die Psyche. Wer schon mal den Duft einer frischen Rose genossen hat, weiß wovon ich spreche. Es kann Nervosität, geistige und körperliche Müdigkeit, Mutlosigkeit, Erschöpfung und Depressionen lindern.

Kosmetische Eigenschaften:

Rosmarinöl hat eine stark anregende und durchblutungsfördernde Wirkung. Die trockene, reife Haut wirkt oft müde und matt. Hier kann Rosmarinöl der trockenen, reifen Haut zu einem frischen Aussehen verhelfen.

Durch die Steigerung der Durchblutung werden Schlacken besser abtransportiert. Es wirkt antiseptisch und adstringierend (zusammenziehend) auf die Poren.

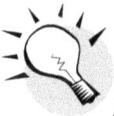

Achtung:

Rosmarin sollte immer sehr sparsam angewendet werden. Pro 30 ml Creme max. 3-4 Tropfen. Diese Menge genügt um die anregende, durchblutungsfördernde Wirkung zu entfalten. Ein Zuviel kann die Haut irritieren und Hautreizungen verursachen.

Auch sollten Sie Rosmarinöl nur am Tag verwenden. Da es eine sehr anregende Wirkung hat, kann die Verwendung einer Creme mit Rosmarinöl am späten Nachmittag oder Abend zu Schlafstörungen führen.

Aber für die Tagespflege ist eine Creme mit Rosmarinöl ein wunderbares Mittel, um die Haut frisch und straff aussehen zu lassen. Zumal das Rosmarinöl ebenfalls zellerneuernd und somit straffend und verjüngend wirkt.

Rosmarinöl wirkt sehr kreislaufbelebend. Daher sollte es nicht verwendet werden bei Bluthochdruck sowie in der Schwangerschaft und Stillzeit.

Bei Couperose (rote Äderchen) sollten Sie auf jeden Fall auf Rosmarinöl verzichten.

Psychische Wirkung:

Die anregende Wirkung des Rosmarinöls hilft auch bei Antriebslosigkeit, allgemeiner Schwäche sowie stimmungsaufhellend bei Depressionen.

Kosmetische Eigenschaften:

Wachholderbeeröl wirkt antiseptisch und somit hat dieses ätherische Öl eine reinigende, entzündungshemmende Wirkung auf die Haut, ohne sie auszutrocknen.

Eine Creme mit Wachholderbeeröl wirkt sehr anregend, d.h., es stimuliert die Haut und sorgt für ein frischeres und strafferes Hautbild.

Wachholderbeeröl wirkt adstringierend, also zusammenziehend, was das Hautbild feiner erscheinen lässt.

Weiterhin wirkt Wachholderbeeröl entwässernd, was besonders bei Ödemen, z.B. im Bereich der Augenpartie für Linderung sorgt. Aber keine Sorge: es entzieht der Haut kein Wasser, also Feuchtigkeit, sondern sorgt nur dafür, dass der Abtransport des überschüssigen Gewebewassers begünstigt wird.

Psychische Wirkung:

In erster Linie sorgt Wachholderbeeröl für mehr Energie. Es wirkt gegen Müdigkeit und fehlender Energie, Antriebslosigkeit, Erschöpfung sowie bei Konzentrationsstörungen.

Kosmetische Eigenschaften:

Ylang-Ylang-Öl wirkt beruhigend auf die Gesichtshaut sowie bei Nervosität. Es hat eine sehr kräftigende Eigenschaft, was zur Folge hat, dass die Gesichtshaut nachhaltig gestärkt und gestrafft wird.

Auch das Ylang-Ylang-Öl hat antiseptische Eigenschaften und kann Hautunreinheiten beseitigen, ohne die Haut auszutrocknen.

Verwenden Sie Ylang-Ylang-Öl sehr sparsam in einer Creme. 2-3 Tropfen auf 30 ml Creme genügen, da Ylang-Ylang-Öl einen sehr starken, intensiven Duft hat.

Psychische Wirkung:

Ylang-Ylang-Öl lindert nervliche Anspannung, Stress und Angst. Auch bei Depressionen hat es eine stimmungsaufhellende Wirkung.

Kosmetische Eigenschaften:

Zitronenöl hat in einer Creme besonders viele Eigenschaften.

Es wirkt straffend und kräftigend. Besonders die bereits etwas erschlaffte Gesichtshaut profitiert hiervon.

Weiterhin stimuliert Zitronenöl die Lymphbahnen. Es fördert daher den Abtransport von überflüssigem Gewebswasser sowie Schlacken.

Auch beim Zitronenöl ist es ratsam, es sparsam in einer Creme zu verwenden. 3-5 Tropfen sind für 30 ml Creme völlig ausreichend.

Psychische Wirkung:

Zitronenöl hat eine sehr stark anregende und stimmungsaufhellende Wirkung. Bei Niedergeschlagenheit, schlechter Konzentration, Frust, Ärger sowie Depressionen kann es sehr hilfreich sein.

Geben Sie bei schlechter Laune mal einige Tropfen Zitronenöl in eine Duftlampe oder auf ein Tuch und Sie spüren sofort die aufheiternde Wirkung.

DIE „BLÜTENWÄSSER" IN EINER NATURCREME

Zur Herstellung einer Naturcreme benötigen Sie, neben den öligen, fetten Substanzen noch Wasser, um eine schöne, sahnige Creme herzustellen. Erst zusammen mit Wasser können Sie eine feine, hochwertige Creme erhalten.

Natürlich hergestellte Blütenwasser machen Ihre Creme sehr hochwertig und erhöhen die Wirksamkeit.

Alle Blütenwässer können auch pur als Gesichtswasser angewendet werden.

HAMAMELISWASSER

Hamameliswasser wird aus Hamamelisblättern gewonnen.

Es wirkt adstringierend (zusammenziehend auf die Poren).

Häufig wird es für die Pflege der unreinen Haut eingesetzt. Sollten Sie jedoch, trotz Ihrer trockenen Haut unter Hautunreinheiten leiden, so können Sie Hamameliswasser ebenso in einer Creme für die trockene Haut einsetzen. Es wirkt nicht austrocknend, sondern heilend.

ORANGEBLÜTENWASSER

Orangenblütenwasser wirkt erfrischend und entspannend und ist daher sehr gut für eine Creme für die trockene, reife Haut geeignet.

Es wird auch sehr gut von der empfindlichen Haut vertragen und wirkt sich auch vorteilhaft bei großporiger Haut aus.

Orangenblütenwasser wirkt zudem sehr regenerierend und kann so zu einer schnellen Erholung der angegriffenen Haut führen.

ROSENWASSER

Rosenwasser hat eine sehr pflegende Eigenschaft. Ebenso wirkt es belebend und reinigend auf die Haut und unterstützt den natürlichen Säureschutzmantel.

In einer Naturcreme für die trockene, reife Haut ist es ein natürliches, hochwertiges Wasser. Ich persönlich bevorzuge in meinen Cremes das Rosenwasser.

BACHBLÜTEN

Seit vielen Jahren beschäftige ich mich mit Bachblüten und habe damit sehr gute Erfahrungen gemacht. Dennoch möchte ich betonen, dass ich hier nur mein Wissen und keinerlei Heilversprechen weitergebe.

Bachblüten wirken auf die Seele. So können sie bei psychischen Verstimmungen oder bspw. mangelndem Selbstbewusstsein hilfreich sein.

Bei schwerwiegenden seelischen und psychischen Problemen, sollte jedoch immer ein Arzt oder Therapeut aufgesucht werden. Die Einnahme von Bachblüten kann, in schweren Fällen, keinesfalls einen Arzt oder Therapeuten ersetzen.

Die Bachblüten können in eine Creme eingearbeitet werden und so eine Verbesserung der Psyche begünstigen. Wenn Sie Bachblüten einnehmen möchten, lassen Sie sich von Ihrem Arzt oder Apotheker beraten.

Wirkungsweise der Bachblüten

Da dies kein Buch über Bachblüten ist, werden die Bachblüten hier nur in kurzer Form und mit ihren hauptsächlichen Wirkungsweisen beschrieben. Auch wenn Bachblüten keine kosmetischen Eigenschaften haben, so können sie helfen, die Psyche wieder zu stabilisieren.

Und eine seelische Erleichterung macht sich letztendlich auch in Ihrem Gesicht bemerkbar. Wenn Ihnen „ein Stein vom Herzen fällt", dann wirken Sie gleich viel gelöster und zufriedener. Und für die Gesichtszüge ist nichts wirksamer, wie ein „lachendes, liebendes Herz".

Bachblüten werden in der Regel eingenommen. Aber auch über die Haut werden sie vom Körper aufgenommen und entfalten so ihre Wirksamkeit.

Sollten Sie das Gefühl haben, Bachblüten für bestimmte Seelenzustände zu brauchen, so können Sie sich rezeptfrei in der Apotheke eine Mischung zusammenstellen lassen. Eine solche Mischung kostet etwa 7 - 10 Euro.

Es wird empfohlen, nicht mehr als 6 Bachblüten in einer Mischung zu vereinen. Sie erhalten die Mischungen wahlweise mit oder ohne Alkohol. Der Alkohol erhöht die Haltbarkeit. Ich persönlich entscheide mich immer für Mischungen ohne Alkohol.

Deutsche Bezeichnung:

Odermennig

Wirkung auf die Psyche:

Gehören Sie zu den Menschen, die auf die Frage: „Na, wie geht es dir?", stets mit einem Lächeln „Danke, gut", antworten, obwohl dem gar nicht so ist?

Agrimony ist eine Blüte für Menschen, die ihre wahren Gefühle nie preisgeben. Stets so tun, als sei in ihrer Welt alles bestens. Natürlich ist dies eine Schutzfunktion, die in gewisser Weise jeder Mensch um sich herum aufbaut. Schließlich geht es ja nicht jeden etwas an, wie es einem wirklich geht. Aber solche Menschen neigen auch dazu, bei guten Freunden ihre wahren Gefühle zu verbergen. Sie verstecken sich hinter einer Maske.

Bei übertriebenen Agrimony-Verhalten führt dies auf Dauer zu einer gewissen Künstlichkeit. Im schlimmsten Fall kann es zu Ängsten und Depressionen führen.

Deutsche Bezeichnung:

Zitterpappel

Wirkung auf die Psyche:

Aspen ist das Mittel für unbestimmte Ängste.

Unbestimmt heißt, dass es für diese Ängste keinen wirklichen Grund gibt. Unterschwellig schwelt immer eine gewisse Angst mit. Dies können böse Vorahnungen oder Einbildungen sein. Diese Ängste sind da, obwohl man sie nicht erklären kann.

Aspen hilft, diese –oft unbegründeten, nicht definierbaren Ängste- abzubauen. Man fasst wieder mehr Vertrauen ins Leben und findet Lebensmut.

Deutsche Bezeichnung:

Rotbuche

Wirkung auf die Psyche:

Beech ist für Menschen, die stets übertrieben tolerant und verständnisvoll sind.

Auch wenn dies sicher gute Eigenschaften sind, so übertreiben Beech-Menschen diese Toleranz. Sie haben für alles und jeden Verständnis, jedoch in ihrem Inneren sind sie darauf bedacht, nur nicht anzuecken oder jemanden zu verärgern. Sie trauen sich nicht Kritik offen und ehrlich auszusprechen und spielen so stets den Verständnisvollen. Auf Dauer kann aber ein solches Verhalten schaden und zu Aggressionen und Depressionen führen.

Deutsche Bezeichnung:

Tausendgüldenkraut

Wirkung auf die Psyche:

Centaury wird von Menschen gebraucht, die übertrieben gutmütig sind.

Auch wenn Gutmütigkeit eine sehr schöne Eigenschaft ist, tritt sie beim Centaury-Menschen übertrieben auf, so dass solche Menschen oft ausgenutzt werden. Es sind jene Menschen, die einfach nicht „Nein" sagen können und so immer wieder zum „Spielball" ihrer Mitmenschen werden. Dies kann bis zu Unterwürfigkeit und Selbstaufgabe gehen.

Deutsche Bezeichnung:

Bleiwurz

Wirkung auf die Psyche:

Cerato ist hilfreich für Menschen, die sich selbst oft nicht vertrauen.

Sie brauchen ständig den Rat von anderen. Sie haben wenig Vertrauen in ihre eigene Urteilskraft. Dahinter verbirgt sich oft die Angst Fehler zu machen. Perfektionismus und mangelndes Vertrauen in die eigene Person sind wichtige Hinweise für die Einnahme von Cerato.

Deutsche Bezeichnung:

Kirschpflaume

Wirkung auf die Psyche:

Cherry Plum ist für Menschen, die das Gefühl haben, jeden Moment durchzudrehen.

In solchen Menschen hat sich ein solch hoher Druck aufgebaut, dass sie das Gefühl haben, jeden Moment zu explodieren.

Cherry Plum kann diesen Druck mindern.

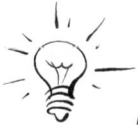

*Menschen, die in solch einer Krise sind, wird empfohlen, die Bachblüte auch direkt einzunehmen **UND** sich ebenso ärztliche oder therapeutische Hilfe zu suchen.*

Deutsche Bezeichnung:

Kastanienknospen

Wirkung auf die Psyche:

Chestnut Bud ist die Blüte für Menschen, denen es schwerfällt zu lernen. Dies gilt nicht nur rein der Schwierigkeit neues Wissen zu erlernen, sondern gilt auch für die Fähigkeit, aus Fehlern zu lernen.

Menschen, die Chestnut Bud benötigen, tappen immer wieder in die gleichen Fallen, aber sie lernen nichts daraus.

Deutsche Bezeichnung:

Wegwarte

Wirkung auf die Psyche:

Chircory ist die Blüte für Menschen, die sich ständig übervorsorglich um ihre Mitmenschen kümmern.

So z.B. die aufopfernde Mutter, die ihr Kind mit Übervorsorge fast „erstickt". Natürlich ist es eine sehr schöne Eigenschaft, sich hingebungsvoll um das Wohl anderer Menschen zu kümmern. Beim Chirory-Menschen ist die Motivation jedoch nicht, andere zu bemuttern, sondern es wird erwartet, den anderen damit an sich zu binden.

Deutsche Bezeichnung:

Weiße Waldrebe

Wirkung auf die Psyche:

Clematis ist die Blüte für introvertierte Menschen, die sich in Träumereien verlieren und oft den Bezug zur Realität verlieren.

Diese Menschen ziehen sich oft zurück und leben in ihrer eigenen Traumwelt. Clematis kann helfen, wieder in die Realität zurück zu kehren und so Probleme anzugehen.

Deutsche Bezeichnung:

Holzapfel

Wirkung auf die Psyche:

Crap Apple gilt als Blüte für Reinigung.

Menschen, die ein übertriebenes Gefühl von Sauberkeit und Ordnung haben. Die ständig unter dem Zwang stehen, alles klinisch rein zu halten.

Sauberkeit und Ordnung sind natürlich gute Eigenschaften, aber bei Crab-Apple-Menschen steigert sich dieses Verlangen in Sauberkeitszwänge. Diese Menschen fühlen sich meist äußerlich, in ihrem Umfeld und in ihrem Inneren „beschmutzt".

Deutsche Bezeichnung:

Ulme

Wirkung auf die Psyche:

Elm ist eine Blüte für Überforderung.

Plötzlich fühlt man sich den Aufgaben des täglichen Lebens nicht mehr gewachsen. Man steht vor einem totalen Zusammenbruch. Oft sind es Menschen, die übertrieben hohe Ansprüche an sich stellen und zu Perfektionismus neigen. Elm kann, rechtzeitig genommen, das Gefühl der Überforderung entkräften und so einem Zusammenbruch vorbeugen.

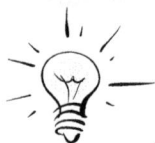

Auch hier wieder der Hinweis: Sollten Sie vor einem Zusammenbruch stehen, so ist dringend ärztliche Hilfe zu empfehlen.

Deutsche Bezeichnung:

Enzian

Wirkung auf die Psyche:

Gentain hilft bei Menschen, die sich schnell entmutigen lassen und über wenig Durchhaltekraft verfügen.

Diese Menschen fangen immer wieder etwas Neues an, bringen es aber in den seltensten Fällen zu Ende. Egal, ob eine Diät oder ein Projekt, alles wird beim geringsten Widerstand aufgegeben.

Gentain stärkt die Willenskraft und das Durchhaltevermögen.

Deutsche Bezeichnung:

Stechginster

Wirkung auf die Psyche:

Gorse ist die Blüte gegen Pessimismus und Hoffnungslosigkeit.

Menschen, die jegliche Hoffnung verloren haben und ihre Zukunft nur noch schwarzsehen, kann Gorse helfen wieder zu Hoffnung und Lebensmut zu gelangen.

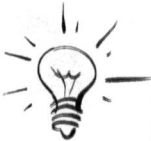

Hoffnungslosigkeit kann zu einer sehr schwerwiegenden Belastung im Leben eines Menschen werden. Wenn man keine Hoffnung mehr hat, kann dies bis zum Suizid führen. Wenn Sie von einer solchen Hoffnungslosigkeit befallen sind, sollten Sie auf jeden Fall dringend einen Arzt aufsuchen. Klären Sie mit Ihrem Arzt ab, ob Gorse zusätzlich als Unterstützung genommen werden kann.

Deutsche Bezeichnung:

Heidekraut

Wirkung auf die Psyche:

Heather ist die Blüte für ichbezogene Menschen.

Sie wirkt bei Geltungssucht und Egoismus. Diese Menschen haben ständig das Bedürfnis, sich selbst in den Mittelpunkt zu stellen. In den meisten Fällen steckt dahinter mangelndes Selbstvertrauen und so wird versucht, durch ständige Aufmerksamkeitsforderung sich in den Vordergrund zu stellen. Auch haben diese Menschen Probleme mit sich selbst alleine zu sein.

Deutsche Bezeichnung:

Stechpalme

Wirkung auf die Psyche:

Holly ist eine Blüte gegen Aggressionen, Reizbarkeit und auch gegen gewaltbereites Handeln.

Diese Menschen sind meist unfreundlich und haben eine geringe Toleranz. Sie wirken schnell gereizt, verärgert, aggressiv. Sie blicken voller Neid und Missgunst auf andere Menschen.

Holly kann dazu beitragen, dass diese Menschen wieder friedvoller mit ihren Mitmenschen und sich selbst umgehen.

Deutsche Bezeichnung:

Geißblatt

Wirkung auf die Psyche:

Honeysuckle ist für Menschen geeignet, die in ihrer Vergangenheit leben. Schlechte Erfahrungen, Enttäuschungen etc. schleppen sie ständig mit sich herum.

Es fällt ihnen schwer loszulassen und sie sind nie im Hier und Jetzt. Sie sehen ständig zurück und verlieren dabei oft das Gefühl der Gegenwart. Honeysuckle kann helfen die Vergangenheit ruhen zu lassen und wieder Lebensmut zu fassen.

Deutsche Bezeichnung:

Hainbuche

Wirkung auf die Psyche:

Hornbeam ist die Blüte, die bei ständigem Überforderungsgefühl, Pessimismus helfen kann.

Diese Menschen sind eigentlich sehr leistungsfähig, haben jedoch ständig das Gefühl alles nicht mehr schaffen zu können. Oft steckt dahinter ein Hang zum Perfektionismus, aber auch mangelndes Vertrauen in die eigene Leistungsfähigkeit.

Deutsche Bezeichnung:

Drüsentragendes Springkraut

Wirkung auf die Psyche:

Impatients ist eine Blüte für Menschen, die ständig in Aktion sind.

Sie wirken gehetzt und sind von einer inneren Unruhe getrieben. Ungeduld und Eile gehören ebenfalls zu den Eigenschaften dieser Menschen.

Impatients kann hier helfen, einen Gang runterzuschalten.

Deutsche Bezeichnung:

Lärche

Wirkung auf die Psyche:

Larch ist die Blüte bei mangelndem Selbstvertrauen.

Menschen dieses Typs leiden oft unter Minderwertigkeitsgefühlen. Sie erkennen nicht mehr den Wert, den sie haben. Ständig haben sie das Gefühl, nicht gut genug zu sein.

Ich finde, diese Blüte Larch sollte in keiner selbsthergestellten Creme fehlen. Denn seien wir doch ehrlich, ein bisschen mehr Selbstvertrauen können wir doch alle gebrauchen.

Deutsche Bezeichnung:

Gefleckte Gauklerblume

Wirkung auf die Psyche:

Mimulus ist die Blüte gegen Angst. Und zwar ganz bestimmte und klare, reale Ängste. Dies können Ängste wie z.B. Platzangst, Angst vor Spinnen etc. sein. Also Ängste, die wirklich real sind.

Das andere Mittel gegen Ängste bei den Bachblüten ist die Blüte Aspen. Aspen jedoch wirkt gegen unbestimmte Ängste wie z.B. Ahnungen, die man nicht wirklich erklären kann.

Ich persönlich finde, dass Menschen, die unter Ängsten leiden, meist ein bisschen von beidem haben. Es spricht nichts dagegen beide Blüten, also Aspen und Mimulus, gemeinsam zu verwenden.

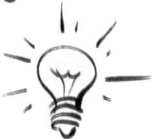

Wenn Sie unter starken Ängsten oder sogar schon unter Panikattacken leiden, sollten Sie in jedem Fall ärztlichen Rat einholen. Klären Sie mit einem Arzt ab, ob sie Bachblüten ergänzend einnehmen können.

Deutsche Bezeichnung

Wilder Senf

Wirkung auf die Psyche:

Mustard ist die Blüte für bessere Laune.

Sie wirkt bei Antriebslosigkeit, Traurigkeit, Freudlosigkeit. Mustard wirkt stimmungsaufhellend.

Bei leichten Depressionen kann Mustard wieder die Lebenslust wecken. Sie mildert Frustrationen und Resignation.

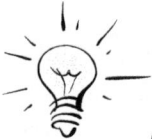

Bei schweren Depressionen ist auf jeden Fall ein Arzt zu Rate zu ziehen. Depressionen sind eine große Belastung und können unter Umständen zur völligen Hoffnungslosigkeit führen. Wenn Sie unter schweren Depressionen leiden, lassen Sie dies unbedingt zunächst ärztlich abklären und besprechen mit dem Arzt, ob Sie Bachblüten begleitend einnehmen können.

Deutsche Bezeichnung:

Eiche

Wirkung auf die Psyche:

Oak ist die Blüte für Menschen, die sehr starrsinnig sind.

Diese Menschen sind oft von übertriebenem Pflichtgefühl getrieben. Sie sind sehr unnachgiebig und legen sich oft Aufgaben auf, die sie mit einer sturen Verbissenheit verfolgen.

Eigentlich ist dies ja eine gute Charaktereigenschaft, aber wenn dieses Verhalten ausartet, kann dies zu Zwängen und Verbissenheit führen.

Deutsche Bezeichnung:

Olive

Wirkung auf die Psyche:

Olive ist die Blüte für Menschen, die total erschöpft sind.

Ihre Akkus sind völlig leer und ihre Belastbarkeit ist kaum mehr vorhanden. In unserer heutigen, schnelllebigen Zeit, brennen immer mehr Menschen förmlich aus. Burn-Out ist zu einer Volkskrankheit geworden. Noch vor einigen Jahren nannte man es die Managerkrankheit. Aber längst sind nicht mehr nur Manager betroffen.

Olive kann helfen, die Leistungsfähigkeit wieder herzustellen.

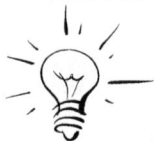

Nehmen Sie die Symptome einer Erschöpfung nicht auf die leichte Schulter. Wenn Sie das Gefühl haben, nicht mehr zu können, so suchen Sie einen guten Arzt auf. Leistungsabfall und Erschöpfung können neben Stress, auch durch körperliche Erkrankungen ausgelöst werden.

Deutsche Bezeichnung:

Kiefer

Wirkung auf die Psyche:

Die Blüte Pine ist für Menschen, die unter Schuldgefühlen leiden.

Ständig haben sie das Gefühl, nicht gut genug zu sein. Oft steckt dahinter mangelndes Selbstvertrauen sowie Perfektionismus.

Pine kann helfen, sich selbst anzunehmen wie man ist, seinen eigenen Wert wieder zu erkennen.

Deutsche Bezeichnung:

Rote Kastanie

Wirkung auf die Psyche:

Die Blüte Red Chestnut hilft bei übertriebener Sorge um andere. Diese Menschen sind in Gedanken ständig damit beschäftigt, dass Menschen aus ihrem Umfeld etwas zustoßen könnte.

Oft ist ein solches Verhalten bei Müttern zu finden, die sich in ständiger Sorge um ihre Kinder befinden und daher eine übertriebene Fürsorglichkeit entwickeln. Natürlich macht sich jede Mutter Sorgen, das ist völlig normal. Arten diese Sorgen jedoch aus, dann wird das ganze Leben davon überschattet und auch das Kind kann nicht wirklich frei aufwachsen und lernen.

Deutsche Bezeichnung:

Gelbes Sonnenröschen

Wirkung auf die Psyche:

Die Blüte Rock Rose ist ein Notfallmittel. Es hilft bei Schock, massiver Angst und Panik.

Es ist also eine Blüte, die man im normalen Alltag nicht braucht, sondern nur für Notfälle.

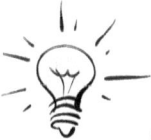

Falls Sie unter Panikattacken leiden, kann Rock Rose ein Mittel sein, dass Sie immer bei sich tragen können, um so bei den ersten Anzeichen einer Panikattacke einige Tropfen direkt auf die Zunge zu träufeln. Rock Rose ist eines der Mittel der Rescue Remedy-Mischung (diese Mischung ist bereits fertig gemischt mit anderen Bachblüten und hilft bei Schock und Panik. Es handelt sich um das Notfallmittel der Bachblüten). Auch hier gilt wieder: Panikattacken gehören in die Hand eines erfahrenen Arztes.

Deutsche Bezeichnung:

Wasser aus einer natürlichen, heilenden Quelle

Wirkung auf die Psyche:

Rock Water ist für Menschen, die sich selbst ständig unter Druck setzen.

Sie sind ausgesprochen streng zu sich und erlauben sich keine Schwäche. Sie disziplinieren sich ständig selbst und leiden unter andauernder Selbstkontrolle.

Rock Water kann helfen, sich selbst auch mal Schwächen zu erlauben. Mal Fünfe gerade sein zu lassen.

Deutsche Bezeichnung:

Einjähriger Knäuel

Wirkung auf die Psyche:

Die Blüte Scleranthus hilft bei Entscheidungsschwäche.

Menschen, die sich nicht entscheiden können, sind oft unausgeglichen und unzufrieden.

Deutsche Bezeichnung:

Goldiger Milchstern

Wirkung auf die Psyche:

Star of Bethlehem ist für Menschen, die ein schlimmes Ereignis in der Vergangenheit nicht verkraften.

Sie sind oft traumatisiert. Das kann ein Unfall gewesen sein oder ein Erlebnis, das einen bis ins Mark erschüttert hat.

Star of Bethlehem kann helfen dieses Ereignis zu verarbeiten.

Deutsche Bezeichnung:

Edelkastanien

Wirkung auf die Psyche:

Sweet Chestnut ist das Mittel bei absoluter Verzweiflung und Ausweglosigkeit. Diese Menschen stehen kurz vor dem kompletten Zusammenbruch.

Eine absolute Verzweiflung ist so ziemlich die größte Seelenpein, die Menschen befallen kann. Nicht selten endet eine solche Verzweiflung in einem Suizid.

Ich kann und werde Ihnen daher nicht empfehlen, eine solche Verzweiflung mit Sweet Chestnut eigenmächtig zu behandeln.

Suchen Sie sich Hilfe bei einem Arzt oder Therapeuten. Reden Sie mit Menschen, die Ihnen weiterhelfen können. Wenden Sie sich an die Telefonseelsorge, die Ihnen Möglichkeiten aufzeigt, wo Sie konkrete Hilfe finden können. Freunde sind eine gute Adresse, sich mal ordentlich auszuweinen, sind aber mit Sicherheit mit einer solchen Situation überfordert.

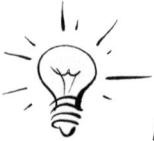

Ich möchte hier ausdrücklich die Warnung aussprechen, sich bei absoluter Verzweiflung selbst und alleine helfen zu wollen. Sie brauchen professionelle Hilfe. Doktern Sie nicht im stillen Kämmerlein herum. Zumal bei einer solchen Verzweiflung, alles in Ihnen blockiert sein kann. Suchen Sie sich umgehend professionelle Hilfe und kontaktieren Sie einen Arzt.

Deutsche Bezeichnung:

Eisenkraut

Wirkung auf die Psyche:

Vervain ist für Menschen, die anderen Menschen ihre eigene Meinung aufdrängen wollen. Es sind diese ewigen Besserwisser, die nur ihre eigene Meinung gelten lassen. Sie beharren ständig auf ihr Recht.

Deutsche Bezeichnung:

Weinrebe

Wirkung auf die Psyche:

Vine wirkt gegen Intoleranz.

Intolerante Menschen lassen keine Meinung von anderen zu. Sie beharren ständig darauf, im Recht zu sein und versuchen andere Menschen zu bevormunden. Sie sind sehr rücksichtslos und tyrannisieren ihr Umfeld.

Deutsche Bezeichnung:

Walnuss

Wirkung auf die Psyche:

Walnut ist für Menschen, die sich sehr leicht von anderen beeinflussen lassen. Oft fehlt ihnen das Selbstvertrauen in ihre eigene Meinung. Sie schätzen die Meinung anderer Menschen mehr, als ihre eigene.

Walnut stärkt die eigene Meinung und man lässt sich nicht mehr so leicht von anderen beeinflussen. Man hört wieder mehr auf seine eigene, innere Stimme und vertritt auch seine Meinung.

Deutsche Bezeichnung:

Sumpfwasserfeder

Wirkung auf die Psyche:

Water Violet ist das Mittel für Menschen, denen es schwerfällt mit anderen Menschen in Kontakt zu treten.

Meist sind es schüchterne Menschen, die sehr zurückhaltend sind und mitunter so zum Einzelgänger werden. Durch ihre Zurückhaltung wirken sie manchmal arrogant und überheblich, was sie aber in Wahrheit nicht sind.

Water Violet kann helfen, die Schüchternheit zu überwinden und so wieder kontaktfreudiger zu werden.

Deutsche Bezeichnung:

Roßkastanie

Wirkung auf die Psyche:

White Chestnut ist für Menschen geeignet, die von zwanghaften Gedanken gepeinigt werden.

Bei diesen Menschen herrscht ein regelrechtes Gedankenkarussell im Kopf. Diese Menschen können oft nicht abschalten, weil ihnen ständig Gedanken, meist unangenehme, im Kopf herumspuken.

Natürlich kann kein Mensch seine Gedanken völlig stoppen, aber Menschen, die White Chestnut benötigen, sind ständig überladen mit solchen zwanghaften Gedanken.

Deutsche Bezeichnung:

Waldtrespe

Wirkung auf die Psyche:

Wild Oat ist das Mittel für Klarheit. Diese Menschen sind völlig unklar darin, was sie eigentlich wollen.

Sie wissen nicht, welchen Beruf sie ergreifen sollen oder was sie überhaupt mit ihrem Leben anfangen sollen. Man kann schon sagen, dass sie völlig planlos durchs Leben laufen. Es besteht eine gewisse Sprunghaftigkeit, welche dann oft in Unzufriedenheit ausartet. Man empfindet eine gewisse Sinnlosigkeit.

Deutsche Bezeichnung:

Heckenrose

Wirkung auf die Psyche:

Wild Rose ist für Menschen, die in einer Antriebslosigkeit und Apathie gefangen sind.

Zu nichts können sie sich aufraffen. Sie sind lustlos und lassen sich vom Leben treiben. Zwar mag es manchmal hilfreich sein, sich einfach mal im Nichtstun zu entspannen, jedoch Menschen, die unter einer solchen Antriebslosigkeit leiden, empfinden ihr Leben oft als sinnlos.

Deutsche Bezeichnung:

Weide

Wirkung auf die Psyche:

Wild Rose wirkt gegen Verbitterung.

Oft sind es Menschen, die vom Leben oder Mitmenschen enttäuscht wurden. Verbleibt man lange in einem solchen Zustand und ist nicht bereit die Vergangenheit loszulassen und zu verzeihen, so gerät man immer mehr in eine Verbitterung, die einhergeht mit Rachegefühlen. Damit schadet man sich jedoch am Ende nur selbst.

WEITERE NATÜRLICHE INHALTSSTOFFE IN EINER NATURCREME

LANOLIN ANHYDRAT

Was ist Lanolin?

Lanolin wird aus der geschorenen Schafwolle gewonnen. Es handelt sich um das natürliche Sekret aus den Talgdrüsen der Schafe.

Achten Sie beim Kauf unbedingt auf die Bezeichnung „anhydrat". Anhydrat bedeutet wasserfrei.

Das Lanolin wird zur besseren Verarbeitung häufig mit Wasser und Paraffin gemischt. Aber genau diese Paraffine wollen wir ja in einer natürlichen Creme nicht haben.

Kaufen Sie Lanolin immer mit dem Hinweis „Anhydrat", so können Sie sicher sein, dass keine Paraffine enthalten sind.

Manche Menschen reagieren allergisch auf Lanolin, was jedoch meist nicht durch das Lanolin selbst hervorgerufen wird, sondern durch Pestizide. Achten Sie daher beim Kauf darauf, dass das Lanolin auf Pestizide kontrolliert wurde.

Eine Abnehmerin meiner Creme, fragte mich nach mehreren Monaten, was alles in meiner Creme sei. Sie verwendete die Creme seit Monaten und war ganz begeistert von der wohltuenden Wirkung. Als sie erfuhr, dass Lanolin in der Creme war, reagierte sie erschrocken.

Sie behauptete, dass sie hochgradig allergisch auf Lanolin reagiere. Ich erklärte ihr, dass ich nur hochwertiges, pestizidfreies Lanolin verwende und dass ihre frühere Allergie möglicherweise durch Pestizide ausgelöst wurde. Warum sonst hatte sie monatelang nicht allergisch auf meine Creme reagiert? Sie hat die Creme weiterverwendet und nie ist es zu einer allergischen Reaktion gekommen.

Sollten Sie die Erfahrung gemacht haben, allergisch auf Lanolin zu reagieren, so empfehle ich Ihnen, beim Kauf auf pestizidfreies Lanolin anhydrat zu achten und das Lanolin zunächst in Ihrer Armbeuge zu testen.

Welche kosmetische Wirkung hat Lanolin?

Lanolin hat die Eigenschaft, ca. die doppelte Menge an Wasser an sich zu binden. Es ersetzt durch diese Eigenschaft die Verwendung eines chemischen Emulgators. Emulgatoren dienen der Verbindung von Wasser und Öl.

Lanolin hat eine sehr pflegende und rückfettende Eigenschaft und ist daher für die trockene, reife Haut zu empfehlen. Es wird auch sehr gut von der Haut aufgenommen.

Was ist Bienenwachs?

Bienenwachs wird als Stoffwechselprodukt der Bienen erzeugt.

Welche kosmetische Wirkung hat Bienenwachs?

Bienenwachs wirkt sehr pflegend und ist besonders bei trockener, spröder Haut zu empfehlen.

Es gibt der Creme eine seidige, cremige Konsistenz.

KAKAOBUTTER

Was ist Kakaobutter?

Kakaobutter wird aus Kakaokernen gewonnen.

Welche kosmetische Wirkung hat Kakaobutter?

Kakaobutter hat die Eigenschaft, die Haut samtweich zu pflegen. Es verleiht der Creme eine feine, sahnige Konsistenz.

Gerade für die Pflege der trockenen, spröden und reifen Haut ist es empfehlenswert, Kakaobutter einzusetzen.

Kakaobutter wird häufig in Anti-Aging-Produkten verwendet, da es Falten mildert.

DAS BRAUCHEN SIE FÜR DIE HERSTELLUNG

Sie benötigen:

- Eine Küchenwaage (möglichst mit feiner g-Anzeige)
- 2 hitzebeständige Gläser (für das Wasserbad)
- Thermometer
- Rührgerät
- 70%igen Alkohol

Sorgen Sie für absolute Sauberkeit bei der Herstellung. Desinfizieren Sie alle Gegenstände: wie die Glasgefäße, das Thermometer, das Rührgerät sowie die Cremetiegel mit 70%igem Alkohol. Diesen bekommen Sie in der Apotheke.

Zutaten:

- Pflanzenöl Ihrer Wahl
- Blütenwasser Ihrer Wahl
- Lanolin anhydrat
- Bienenwachs
- Kakaobutter
- Ätherische Öle Ihrer Wahl

Sie erhalten die Zutaten in Apotheken. Jedoch habe ich persönlich die Erfahrung gemacht, dass nicht immer alle Zutaten vorrätig sind.

Am einfachsten ist für mich die Bestellung über das Internet. Jedoch sollten Sie hier sehr auf die Qualität achten. Kaufen Sie nur Öle, die **kaltgepresst** bzw. **1. Pressung** aufweisen.

Auf meinem Blog **www.natursanft.de** habe ich Ihnen zu Ihrer Orientierung eine Empfehlungsliste erstellt.

Bei den ätherischen Ölen achten Sie bitte darauf, dass „100% naturrein" auf dem Etikett steht. Kaufen Sie niemals „naturidentische" ätherische Öle. Diese können mehr schaden als nutzen.

Einige Tropfen Lavendelöl sollten Sie immer verwenden, da Lavendelöl sehr stark antiseptisch wirkt und somit ein gutes, natürliches Konservierungsmittel ist.

HERSTELLUNG EINER CREME

Bei der Zubereitung einer Creme gibt es 2 Phasen:

- **Die Fettphase**

- **Die Wasserphase**

Beide Phasen werden getrennt voneinander im Wasserbad erhitzt. Geben Sie die Zutaten niemals sofort in einen Topf. Besonders die Fettphase kann so sehr schnell anbrennen. Nutzen Sie für das Erhitzen immer Gläser, die Sie im Wasserbad erhitzen. Sollten Sie keine speziellen Gläser haben, so können Sie auch gut gespülte und mit Alkohol desinfizierte Marmeladengläser verwenden.

Die Fettphase:

<u>In die Fettphase gehören allen fetten Zutaten:</u>
Pflanzenöl Ihrer Wahl
Lanolin
Bienenwachs
Kakaobutter (nach Wunsch)

Bitte geben Sie niemals die ätherischen Öle in die Fettphase. Das ätherische Öl würde sich beim Erhitzen verflüchtigen. Die ätherischen Öle kommen erst in die Creme, wenn diese handwarm ist.

Die Wasserphase:

<u>In die Wasserphase gehört nur das Blütenwasser.</u>

Schritt 1: Die Fettphase

Wiegen Sie zunächst das leere Glasgefäß ab und drücken die Tara-Taste Ihrer Küchenwaage.

Geben Sie zuerst das Lanolin und das Bienenwachs in das Glasgefäß. Wiegen Sie jede Zutat einzeln ab und drücken immer wieder die Tara-Taste.

Setzen Sie nun das Glasgefäß in einen leeren Kessel. Füllen Sie nun vorsichtig so viel Wasser in den Kessel, sodass das Glas nicht schwimmt, sondern im Wasser stehen bleibt.

Erhitzen Sie diese Fettphase langsam bis auf 60 Grad. Sobald Lanolin und Bienenwachs beginnen zu schmelzen, geben Sie das Pflanzenöl und ggf. die Kakaobutter hinzu und warten, bis 60 Grad erreicht sind.

Schritt 2: Die Wasserphase

Während die Fettphase beginnt zu schmelzen, geben Sie das Blütenwasser in ein separates Glas. Auch hier entsprechend abwiegen.

Setzen Sie nun das Glasgefäß in einen leeren Kessel. Füllen Sie nun vorsichtig so viel Wasser in den Kessel, sodass das Glas nicht schwimmt, sondern im Wasser stehen bleibt.

Erhitzen Sie die Wasserphase ebenfalls auf 60 Grad.

Schritt 3: Fettphase und Wasserphase zusammenführen

Sobald beide Phasen, also Fettphase und Wasserphase, 60 Grad erreicht haben und das Lanolin sowie das Bienenwachs vollständig geschmolzen sind, geben Sie zunächst die Fettphase in eine Rührschüssel. Geben Sie die Wasserphase vorsichtig dazu und beginnen sofort mit dem Rühren.

Mit einem elektrischen Rührgerat rühren Sie jetzt diese Masse auf kleinster Stufe, bis sie erkaltet.

Wichtig: Sie müssen wirklich rühren, bis die Creme erkaltet ist, sonst trennt sich die Wasserphase wieder von der Fettphase. Sollten Sie kein elektrisches Rührgerät besitzen, so können Sie die Masse auch mit einem Schneebesen rühren. Dies dauert natürlich länger und erfordert etwas Geduld.

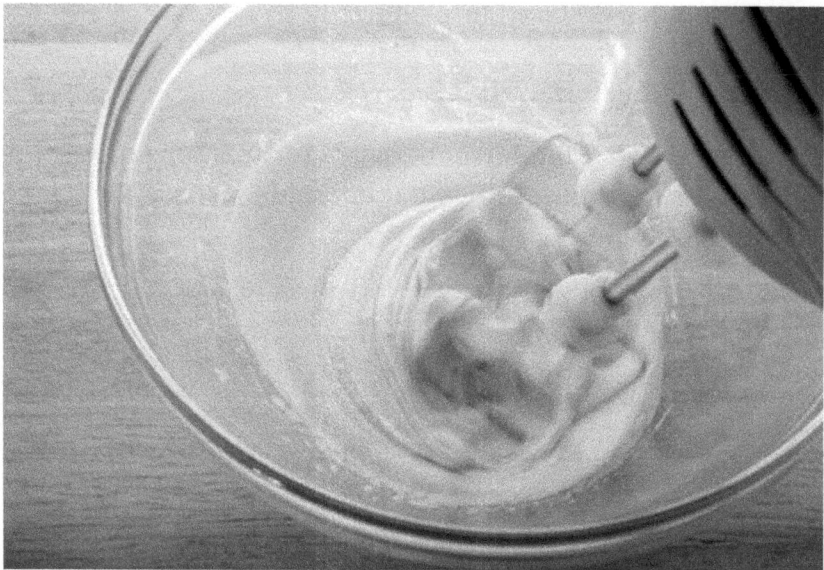

Sobald die Masse handwarm ist, geben Sie die ätherischen Öle (und falls gewünscht, die Bachblüten) dazu und rühren weiter, bis die Creme völlig erkaltet ist. Geben Sie die ätherischen Öle niemals in die noch heiße Masse, da diese sich bei hohen Temperaturen verflüchtigen.

Füllen Sie die fertige Naturcreme in Kosmetiktiegel und lassen diese noch einige Zeit offenstehen. Klopfen Sie die Tiegel währenddessen auf dem Tisch, so entweichen noch vorhandene Luftbläschen. Das ist wichtig, da Luftbläschen die Haltbarkeit Ihrer Creme herabsetzen können.

Die Rezeptangaben ergeben ca. 3 Cremes á 30 ml. Sie können die Creme, die Sie nicht sofort brauchen, im Tiegel einfrieren. So haben Sie immer einen kleinen Vorrat. Oder Sie verschenken mal ein Töpfchen. Mein Bekanntenkreis freut sich immer über meine "Überschüsse".

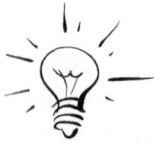

Noch ein Tipp für eine Körperlotion, die Sie aus der Creme selbst anrühren können:

Vermengen Sie:

1-2 EL Pflanzenöl (es kann durchaus ein Öl aus Ihrer Küche sein. Nur hochwertig, möglichst kaltgepresst sollte es sein. Zum Beispiel Sonnenblumenöl oder Olivenöl)

1-2 TL Ihrer selbsthergestellten Creme

1 Eigelb

Verrühren Sie diese Zutaten sorgfältig, es entsteht eine sehr schöne Emulsion. Wenn Sie mögen, geben Sie noch einige Tropfen ätherisches Öl dazu (bitte max. 5 - 10 Tropfen).

Cremen Sie sich mit dieser Emulsion großzügig ein und lassen diese über Nacht einwirken. Sie werden am nächsten Morgen erstaunt sein, wie wunderbar weich Ihre Haut ist.

HALTBARKEIT UND LAGERUNG

Sie erhalten mit der Zubereitung eine wunderbare, sehr pflegende und regenerierende Creme.

Allerdings sollten Sie bedenken, dass bei dieser Herstellung bewusst auf chemische Konservierungsmittel verzichtet wird. Die Cremes werden ausschließlich mit den ätherischen Ölen konserviert. Viele ätherische Öle wirken antibakteriell und sorgen so für einen gewissen Schutz vor Keimen.

Allerdings können die ätherischen Öle nicht die Haltbarkeit erwirken, die man bei einer Creme aus dem Handel gewohnt ist. Cremes aus dem Handel sind bis zu 3 Jahren haltbar. Dies lässt sich jedoch nur mit chemischen Konservierungsmitteln erreichen.

Bei den hier vorgestellten Cremes handelt es sich jedoch um sog. „Frischcremes" und es wird auf chemische Zusätze und Konservierungsmittel verzichtet.

Wie lange ist eine solche Creme haltbar?

Die Cremes sind in der Regel bis zu 3 Monaten haltbar. Dies gilt allerdings nur, wenn diese noch nicht angebrochen sind und im Tiefkühlfach aufbewahrt wurden.

Sobald Sie eine Creme benutzen, sollten Sie diese innerhalb von max. 2 Wochen aufbrauchen.

Ich empfehle Ihnen, die Cremes in kleinsten Mengen abzufüllen. 30 ml-Tiegel sind ideal und reichen in der Regel für 2 Wochen aus. Den Rest frieren Sie, ebenfalls in Tiegeln, ein. Dies schadet Ihrer Creme nicht, verhindert aber, dass Ihre Creme verdirbt oder verkeimt. Lassen Sie die eingefrorene Creme, bei Bedarf, einfach langsam im Kühlschrank auftauen.

Entnehmen Sie die Creme nicht unmittelbar mit den Fingern. Unsere Hautoberfläche enthält Bakterien, die durchaus sinnvoll sind, jedoch können diese Ihre Creme schneller verderben lassen.

Benutzen Sie deshalb möglichst immer einen kleinen Spatel. Haben Sie keinen Spatel zur Hand, so nehmen Sie einen sauberen Löffelstiel.

Lagerung:

Verwahren Sie Ihre Creme stets an einem kühlen Ort auf. Ich selbst lege meine Cremes in das Gemüsefach des Kühlschrankes.

Vermeiden Sie Temperaturschwankungen. Das heißt, sobald Sie die Creme aus dem Kühlschrank nehmen, entnehmen Sie die benötigte Menge Creme und setzen diese sofort wieder zurück in den Kühlschrank.

Wenn Sie die Creme hingegen im warmen Bad stehen lassen und erst nach Stunden wieder in den Kühlschrank stellen, so setzen Sie die Creme immer wieder größeren Temperaturschwankungen aus, was zur Folge haben kann, dass die Fett- und Wasserphase sich trennen.

NATURCREME-REZEPTE FÜR DIE TROCKENE, REIFE HAUT

Im Prinzip werden die Hautcremes alle nach dem gleichen Vorgehen hergestellt.

Es gibt immer eine **Fettphase** sowie eine **Wasserphase,** die beide nach dem Erhitzen auf 60 Grad miteinander vermengt werden.

Warum auf 60 Grad erhitzen?

Bei der Zubereitung der Cremes wird auf die Zugabe von chemischen oder künstlichen Emulgatoren verzichtet. Emulgatoren sind Zusätze, die eine Verbindung von Öl und Wasser ermöglichen. Als natürlicher Emulgator dient bei den hier hergestellten Cremes das Lanolin anhydrat. Auch wenn Lanolin anhydrat die Fähigkeit hat, die doppelte Menge an Wasser an sich zu binden, so würde es nicht völlig ausreichen um die Fett- und die Wasserphase dauerhaft zu verbinden. Aus diesem Grund werden die Fett- und die Wasserphase erhitzt, damit sie sich verbinden können. Deshalb ist es auch wichtig, die Creme wirklich so lange zu rühren, bis sie vollständig erkaltet ist.

In diesem Ratgeber gibt es lediglich 2 Grundrezepte:

- **Grundrezept ohne Kakaobutter**

- **Grundrezept mit Kakaobutter**

Die Rezepte sind einfach, aber dennoch sehr wirksam. Mit diesen Rezepten wird Ihre Haut mit allem versorgt, was sie braucht.

Das folgende Grundrezept ergibt ca. 3 Cremes à 30 ml

Fettphase:

40 g Pflanzenöl (1 Öl oder mehrere)
10 g Lanolin anhydrat
5 g Bienenwachs

Wasserphase:

40 g Rosenwasser

Ätherische Öle:

10 Tropfen ätherische Öle

Bachblüten nach Wunsch

5 – 10 Tropfen

Wählen Sie zunächst 1 oder mehrere Pflanzenöle, die Sie für Ihre Creme bevorzugen. Ebenso wählen Sie Ihr bevorzugtes Blütenwasser sowie die ätherischen Öle aus.

Siehe Kapitel: Schritt-für-Schritt-Anleitung

Das folgende Grundrezept ergibt ca. 3 Cremes à 30 ml

Fettphase:

30 g Pflanzenöl (1 Öl oder mehrere)
10 g Lanolin anhydrat
3 g Bienenwachs
3 g Kakaobutter

Wasserphase:

40 g Rosenwasser

Ätherische Öle:

10 Tropfen ätherische Öle

Bachblüten nach Wunsch

5 – 10 Tropfen

Wählen Sie zunächst 1 oder mehrere Pflanzenöle, die Sie für Ihre Creme bevorzugen. Ebenso wählen Sie Ihr bevorzugtes Blütenwasser sowie die ätherischen Öle aus.

Siehe Kapitel: Schritt-für-Schritt-Anleitung

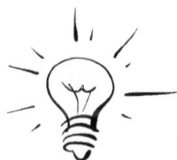

Die nachfolgend vorgestellten Cremes sind Vorschläge und sollen als Anregung dienen. Sie können die Pflanzenöle sowie die ätherischen Öle nach Ihren Wünschen austauschen.

In jeder Creme wird Jojobaöl verwendet, weil es viel Feuchtigkeit spendet. Weiterhin macht es jede Creme stabiler, da es nicht ranzig wird.

Ebenso befindet sich in jeder Creme ätherisches Lavendelöl. Lavendelöl hat sehr gute antibakterielle Eigenschaften und schützt so die Creme gegen Keime.

Sie können jedoch die Öle austauschen.

Fettphase: (mit Kakaobutter)
20 g Weizenkeimöl
10 g Jojobaöl
10 g Lanolin anhydrat
3 g Bienenwachs
3 g Kakaobutter

Wasserphase:
40 g Rosenwasser

Ätherische Öle:
5 Tropfen Geraniumöl
5 Tropfen Lavendelöl

Bachblüten:
Nach Wunsch

Zubereitung:

Siehe Kapitel: Schritt-für-Schritt-Anleitung

Fettphase: (mit Kakaobutter)
20 g Jojobaöl
10 g Avocadoöl
10 g Lanolin anhydrat
3 g Bienenwachs
3 g Kakaobutter

Wasserphase:
40 g Orangenblütenwasser

Ätherische Öle:
5 Tropfen Rosmarinöl
5 Tropfen Lavendelöl

Bachblüten:
Nach Wunsch

Zubereitung:

Siehe Kapitel: Schritt-für-Schritt-Anleitung

Fettphase: (ohne Kakaobutter)
20 g Aprikosenkernöl
20 g Jojobaöl
10 g Lanolin anhydrat
5 g Bienenwachs

Wasserphase:
40 g Orangenblütenwasser

Ätherische Öle:
5 Tropfen Lavendelöl
5 Tropfen Orangenblütenöl

Bachblüten:
Nach Wunsch

Zubereitung:

Siehe Kapitel: Schritt-für-Schritt-Anleitung

Fettphase: (ohne Kakaobutter)
20 g Mandelöl
20 g Jojobaöl
10 g Lanolin anhydrat
5 g Bienenwachs

Wasserphase:
40 g Rosenwasser

Ätherische Öle:
5 Tropfen Lavendelöl
5 Tropfen Kamillenöl

Bachblüten:
Nach Wunsch

Zubereitung:

Siehe Kapitel: Schritt-für-Schritt-Anleitung

Fettphase: (mit Kakaobutter)
20 g Maiskeimöl
10 g Jojobaöl
10 g Lanolin anhydrat
3 g Bienenwachs
3 g Kakaobutter

Wasserphase:
40 g Orangenblütenwasser

Ätherische Öle:
3 Tropfen Rosmarinöl
7 Tropfen Lavendelöl

Bachblüten:
Nach Wunsch

Zubereitung:

Siehe Kapitel: Schritt-für-Schritt-Anleitung

NATUR-CREME FÜR DIE TROCKENE, UNREINE HAUT

Fettphase: (ohne Kakaobutter)
20 g Jojobaöl
20 g Macadamianussöl
10 g Lanolin anhydrat
5 g Bienenwachs

Wasserphase:
40 g Hamameliswasser

Ätherische Öle:
5 Tropfen Lavendelöl
5 Tropfen Sandelholzöl

Bachblüten:
Nach Wunsch

Zubereitung:

Siehe Kapitel: Schritt-für-Schritt-Anleitung

Fettphase: (mit Kakaobutter)
20 g Nachtkerzenöl
10 g Jojobaöl
10 g Lanolin anhydrat
3 g Bienenwachs
3 g Kakaobutter

Wasserphase:
40 g Rosenwasser

Ätherische Öle:
5 Tropfen Rosenöl
5 Tropfen Lavendelöl

Bachblüten:
Nach Wunsch

Zubereitung:

Siehe Kapitel: Schritt-für-Schritt-Anleitung

Fettphase: (ohne Kakaobutter)

20 g Avocadoöl
20 g Jojobaöl
10 g Lanolin anhydrat
5 g Bienenwachs

Wasserphase:

40 g Rosenwasser

Ätherische Öle:

Ca. 5 Tropfen Geraniumöl
Ca. 5 Tropfen Lavendelöl

Bachblüten:

Nach Wunsch

Zubereitung:

Siehe Kapitel: Schritt-für-Schritt-Anleitung

Fettphase: (mit Kakaobutter)
20 g Nachtkerzenöl
10 g Jojobaöl
10 g Lanolin anhydrat
3 g Bienenwachs
3 g Kakaobutter

Wasserphase:
40 g Hamameliswasser

Ätherische Öle:
5 Tropfen Lavendelöl
5 Tropfen Kamillenöl

Bachblüten:
Nach Wunsch

Zubereitung:

Siehe Kapitel: Schritt-für-Schritt-Anleitung

Fettphase: (ohne Kakaobutter)
20 g Mandelöl
20 g Jojobaöl
10 g Lanolin anhydrat
5 g Bienenwachs

Wasserphase:
40 g Orangenblütenwasser

Ätherische Öle:
5 Tropfen Ylang-Ylang-Öl
5 Tropfen Lavendelöl

Bachblüten:
Nach Wunsch

Zubereitung:

Siehe Kapitel: Schritt-für-Schritt-Anleitung

MASKEN

Eine selbstgemachte Creme ist so nährreich, dass es gar nicht erforderlich ist, noch eine Maske herzustellen.

Wenn Sie das Bedürfnis haben, eine Maske aufzulegen, tragen Sie einfach die Creme dick auf und lassen sie mindestens eine halbe Stunde einziehen.

Machen Sie vorher ein Peeling, um die Haut bestmöglich auf die Maske vorzubereiten, damit die Wirkstoffe gut in die Haut einziehen können.

Vergessen Sie den Hals und das Dekolleté nicht.

Feuchten Sie 2 Gästehandtücher mit warmem Wasser an und legen diese auf Gesicht, Hals und Dekolleté.

Durch die Wärme öffnen sich Ihre Poren und die Haut kann die Wirkstoffe der Creme optimal aufnehmen.

Überschüsse nehmen Sie am Schluss mit einem Tuch ab.

Spülen Sie Ihre Haut anschließend mit kaltem Wasser, damit die Poren sich wieder schließen.

Bei Hautunreinheiten:

Auch trockene Haut neigt hin und wieder zu Hautunreinheiten. Entnehmen Sie einen gehäuften Teelöffel Ihrer Creme und mischen etwas Heilerde oder Kieselerde dazu. 1-2 Teelöffel genügen und es entsteht eine Paste.

Die Heilerde sowie die Kieselerde entschlacken die Haut und ziehen „Giftstoffe" aus den Poren. Ihre Haut sieht danach gleich viel frischer aus.

Heilerde oder Kieselerde erhalten Sie in der Apotheke und in jedem Drogeriemarkt.

Hinweis: Heilerde trocknet die Haut etwas aus, wenn Sie diese nur mit Wasser anrühren. Wenn Sie jedoch die Heilerde mit einer Creme mischen, wirkt die Heilerde nicht austrocknend, sondern heilend.

Normalerweise brauchen Sie keine extra Augenpflege, da die Creme so reichhaltig ist, dass sie auch die empfindliche Augenpartie optimal pflegt.

Wie bei allen Cremes, sollten Sie darauf achten, die Creme nicht zu nahe am Auge aufzutragen. Manche Öle spreiten, also sie breiten sich auf der Haut aus. So kann es dann passieren, dass die Creme in die Augen „kriecht".

Sollten Sie dennoch ein spezielles Öl für Ihre Augenpartie verwenden wollen, so hilft folgende Mischung sehr gut.

Augenpflegeöl:

20 ml Jojobaöl
10 Tropfen Geraniumöl

Jojobaöl gehört zu den Ölen, die nicht spreiten, sich also auf der Haut nicht ausbreiten. Daher ist gerade Jojobaöl sehr gut geeignet für die Augenpflege. Weiterhin spendet Jojobaöl viel Feuchtigkeit.

Geraniumöl wirkt zellerneuernd und straffend. Ebenso hat es eine leicht entwässernde Wirkung, was gerade Ödemen entgegenwirkt. Es fördert die Lymphtätigkeit, sodass überflüssiges Gewebewasser besser abtransportiert wird.

Die Haut des Busens bedarf manchmal einer Extra-Pflege. Auch hier können Sie bei Bedarf die Busenpartie dick mit einer Creme eincremen, mit einem feuchten, warmen Tuch abdecken und 30 Minuten einwirken lassen.

Ein wunderbares Ölgemisch zur Straffung der Brusthaut können Sie aber auch selbst herstellen und damit die Haut des Busens täglich vorsichtig einreiben. Diese Ölmischung wirkt straffend und verjüngend:

Busenpflegeöl:

100 ml Pflanzenöl Ihrer Wahl
20 Tropfen Geraniumöl
20 Tropfen Lavendelöl
8 Tropfen Ylang-Ylang-Öl

Wenden Sie dieses Ölgemisch regelmäßig an und Sie werden schon bald eine deutliche Straffung Ihrer Busenhaut bemerken.

Cellulite, das Schreckgespenst vieler Frauen. Es wäre vermessen, Ihnen hier zu versprechen, dass es ein „Supermittel" für die Cellulite gibt.

Aber es ist durchaus möglich, viel gegen die Cellulite zu tun, um eine Besserung und Straffung zu erzielen.

Cellulite ist nichts anderes als eine Bindegewebsschwäche. Frauen leiden deutlich öfter unter Cellulite als Männer. Diese Bindegewebsschwäche ist von der Natur so gewollt. Aus dem einfachen Grund, dass das Bindegewebe der Frau bei einer Schwangerschaft dehnbar sein muss. Ich weiß, meine Damen, es ist mal wieder

ungerecht!

Aber es gibt doch einiges, was Sie bei Cellulite für Ihre Haut tun können.

Natürlich ist das erste Mittel der Wahl: Sport.

Ich selbst bin leider ein ausgesprochener Sportmuffel.

Aber auch ohne Sport können Sie eine Menge tun, um Ihr Bindegewebe zu straffen und zu festigen.

Und damit verändert sich auch das Hautbild und die Cellulite wird immer weniger sichtbar.

+ Gewöhnen Sie sich an, egal ob beim Zähneputzen oder beim Kochen, sich immer wieder auf die Zehenspitzen zu stellen. Halten Sie diese Stellung so lange wie möglich und senken dann die Füße langsam wieder ab. Das erfordert wenig Aufwand, trainiert aber so –ganz nebenbei- Ihre Beinmuskulatur.

+ Eine weitere, sehr effektive Übung:
Lehnen Sie sich mit dem Rücken an einen Türrahmen oder eine Wand. Senken Sie jetzt langsam Ihren Po, soweit Sie können. Halten Sie diese Stellung so lange wie möglich. Ich kann Ihnen versprechen, dass sich schon bald ein heftiges Brennen in Ihren Oberschenkeln einstellen wird. Machen Sie diese Übung so oft wie möglich, Sie werden schon bald eine deutliche Straffung Ihrer Beinmuskulatur feststellen.

+ Trockenbürsten und Wechselduschen sind ein wirklich sehr effektives Mittel, um das Bindegewebe zu straffen. Im Kapitel **„Haut straffen mit Trockenbürsten und Wechselduschen"**, erfahren Sie wie es geht. Dadurch wird Ihre Haut extrem gut durchblutet, Schlacken (die auch mit für die Cellulite verantwortlich sind) werden abgebaut und die Cellulite wird gemildert.

+ Nehmen Sie kurmäßig, über mindestens 3 Monate, Kieselerde. Kieselerde wirkt enorm straffend und festigend auf das Bindegewebe. Lesen Sie das Kapitel **„Haut straffen mit Silicea"**.

Mischen Sie sich für die Cellulite ein Öl:

100 ml Pflanzenöl Ihrer Wahl
40 – 50 Tropfen ätherisches Öl (Sie können auch mehrere verwenden)

Verwenden Sie dieses Öl täglich morgens und abends.

Hilfreiche, straffende Öle für das Bindegewebe sind beispielsweise:

Geraniumöl
Lavendelöl
Wachholderbeeröl
Orangenblütenöl
Rosmarinöl (bitte sparsam; nicht mehr als 20 Tropfen und nicht am Abend)

Ein Hinweis:

Ich schreibe gerade an einem neuen Buch mit dem Thema:

Haut und Bindegewebe straffen

Wenn Sie über die Veröffentlichung informiert werden möchten, so tragen Sie sich auf meinem Blog
www.natursanft.de
in meinen Newsletter ein.

Ich informiere Sie dann über die Veröffentlichung, die es nur kurze Zeit zum Einführungspreis geben wird.

Wir merken oft nicht, wie sehr wir unsere Gesichtszüge anspannen.

Bei Skepsis runzeln viele die Stirn. Dies geschieht automatisch und unbewusst. Oder wir kneifen die Augenpartie zusammen, wenn wir verärgert oder wütend sind. Auf Dauer sind solche Gesichtsspannungen jedoch nicht verträglich für die Haut und es entstehen tiefere Falten. Zum Beispiel auf der Stirn, die sogenannten Denkfalten oder Zornesfalten.

Deshalb sollten Sie sich öfter darauf konzentrieren, Ihre gesamte Gesichtsmuskulatur bewusst zu entspannen. Während der nachfolgenden Übung werden Sie sehr schnell merken, wie sehr Sie unbewusst Ihre Gesichtsmuskulatur ungewollt anspannen. Erst durch diese Übung wird man sich dessen bewusst.

Wann immer Sie können, machen Sie folgende Entspannungsübung. Einige Minuten reichen bereits aus. Ich nenne es das „Autogene Training fürs Gesicht". Mit etwas Übung dauert diese Entspannung höchstens 2 Minuten.

Setzen Sie sich an einen Ort, an dem Sie für die Übung ungestört sind. Schließen Sie die Augen.

Atmen Sie mehrmals tief ein und aus. Konzentrieren Sie sich bewusst auf Ihren Atem.

Sagen Sie sich beim Einatmen: „Entspannung ein".

Sagen Sie sich beim Ausatmen: „Spannung raus".

Machen Sie dies, bis Sie merken, dass Sie sich deutlich entspannen.

Anschließend beginnen Sie mit der Entspannung von der Stirn bis hinunter zum Kinn.

Konzentrieren Sie sich nun auf Ihre Stirn und sagen: „Meine Stirn ist völlig glatt und entspannt. Eine leichte Wärme strömt in meine Stirn." Führen Sie dies solange durch, bis Sie deutlich spüren, wie Ihre Stirn sich entspannt. Erst wenn Sie das Gefühl haben, dass Ihre Stirn völlig glatt und entspannt ist, gehen Sie zu der nächsten Übung über.

Als nächste entspannen Sie die Augenpartie. Sagen Sie sich mehrmals: „Meine Augenlider und meine Augenpartie sind völlig entspannt". Auch hier ist es wichtig, sich zu entspannen und die Übung erst zu beenden, wenn Sie das Gefühl haben, dass Ihre Augenlider schwer sind.

Als nächstes ist die Wangenpartie dran. Auch hier sagen Sie sich wieder: „Meine Wangen sind vollkommen entspannt."

Jetzt entspannen Sie Ihre Mundpartie. Sagen Sie mehrmals: „Mein Mund ist vollkommen locker und entspannt."

Den Schluss bildet das Kinn. Wieder sagen Sie mehrfach: „Mein Kinn ist vollkommen locker und entspannt."

Gleich nach dieser Übung werden Sie eine deutliche Entspannung Ihrer Gesichtsmuskulatur verspüren. Und ein entspanntes Gesicht wirkt gleich deutlich frischer und jünger.

Diese Übung eignet sich auch besonders gut, während Sie sich eine Gesichtsmaske gönnen.

GESICHTSMUSKULATUR TRAINIEREN

Wir sind es gewohnt, unsere Körpermuskulatur zu trainieren und zu kräftigen. Zum Beispiel durch Sport, joggen, walken oder Gymnastik. Durch gezielte Gymnastik oder Sport werden die Muskeln gestärkt und das Bindegewebe gestrafft.

Das Gesicht wird dabei schlichtweg vergessen, obwohl sich hier ebenso Muskeln befinden.

Sie können Ihre Gesichtsmuskeln trainieren, indem Sie beispielsweise das Alphabet aufsagen und zwar so, dass dabei jeden einzelnen Buchstaben mit einer völlig übertriebenen Mimik aussprechen.

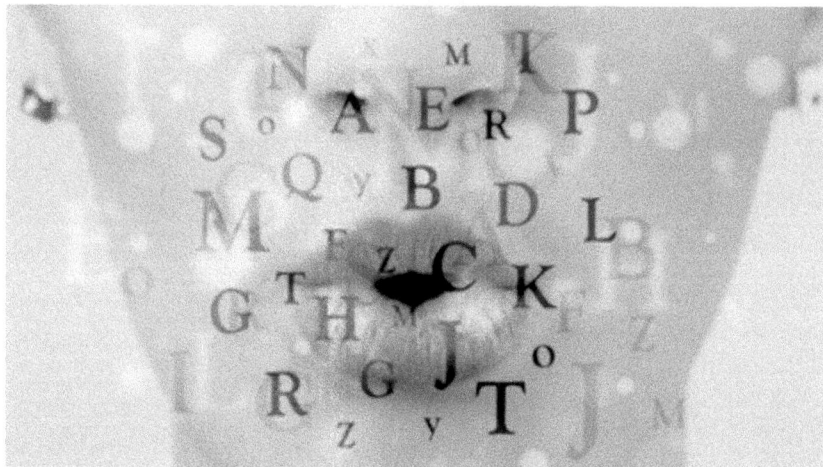

Wissen Sie was eines der wirksamsten Gesichtsübungen für eine straffere Haut ist?

Lachen!!!

Nichts wirkt besser für eine jugendliche Haut wie Lachen. Beim Lachen beanspruchen Sie fast alle Muskeln in Ihrem Körper. Und gerade Ihre Gesichtshaut profitiert davon.

Ärger, Stress, Trauer, Wut etc. lassen Ihr Gesicht erstarren und Sie wirken verhärmt und verbittert.

Lachen und Fröhlichkeit hingegen sind das wirksamste Mittel, für ein strahlendes Aussehen.

Ein fröhliches Gesicht wirkt um Jahre jünger.

Gerade aber in unserer heutigen Zeit stehen wir oft unter Stress, Termindruck, Verpflichtungen im Job oder in der Familie (oder sogar beides), Ärger, Sorgen etc.

Übermäßige Sorgen lassen Ihr Gesicht um Jahre altern.

Versuchen Sie so oft wie möglich, sich wenigstens für einige Minuten aus dieser Tretmühle auszuklinken.

Und keine Angst vor Lachfältchen! Lieber Lachfältchen als Sorgenfalten.

HAUT STRAFFEN MIT SILICEA

Silicea, auch bekannt als Kieselerde und Kieselsäure findet sich in allen Körperzellen. Es hat eine sehr kräftigende, straffende Eigenschaft und wirkt sich positiv auf Haare, Fingernägel und besonders auf das Bindegewebe aus.

Silicea gibt es sowohl als Pulver, Kapseln und als Gel.

Aber auch in homöopathischer Form als Schüssler-Salz ist es erhältlich. Ich persönlich habe mit Schüssler Salz Silicea, Nr. 11, Potenz D12 in Form von Tabletten die besten Erfahrungen gemacht. Lassen Sie sich in Ihrer Apotheke beraten, wie Sie Silicea am besten einnehmen.

Silicea strafft die Haut. Es ist daher ein sehr gutes Mittel für die alternde Haut, die zu Falten neigt.

Auch bei Cellulite hat es sich bestens bewährt. Es strafft und festigt das Bindegewebe und die gefürchtete Cellulite kann gemildert oder gar verhindert werden.

Wenn Ihre Haut erschlafft ist und erste Falten bereits vorhanden sind, kann Silicea Ihre Haut wieder natürlich straffen. Hierzu ist eine mehrmonatige Einnahme sinnvoll. Erste Erfolge sehen Sie aber schon nach wenigen Wochen.

Inzwischen hat DHU ein neues Mittel auf den Markt gebracht. Dieses enthält sowohl Silicea als auch Calcium fluoratum. Beides wirkt straffend und hilft bei Cellulite. Sie findet dieses in meiner Empfehlungsliste auf **www.natursanft.de** oder in Ihrer Apotheke.

HAUT STRAFFEN MIT TROCKENBÜRSTEN UND WECHSELDUSCHEN

Nicht nur unsere Gesichtshaut bedarf der Pflege, sondern der gesamte Körper.

Trockenbürsten und Wechselbäder

gehören für mich zu den effektivsten Möglichkeiten, die Haut zu durchbluten und somit zu straffen. Erste Ergebnisse sehen Sie relativ schnell. Ihre Haut wird fester und das gesamte Hautbild bessert sich.

Gerade bei einer Gewichtsabnahme, sollten Sie Ihre Haut ein wenig unterstützen. Bei einer vernünftigen Gewichtsabnahme von ca. 0,5 - 1 Kilo pro Woche, also 2 - 4 Kilo pro Monat, ist Ihre Haut in der Lage sich mit zurückzubilden. Als Dipl.-Kosmetikerin kann ich Ihnen nur raten, die Gewichtsabnahme lieber langsam, aber dafür stetig anzustreben.

Bei einer zu schnellen Gewichtsabnahme ist Ihre Haut nicht in der Lage, sich mit zurückzubilden. Im günstigsten Fall wird Ihre Haut schlaff, im ungünstigsten Fall bilden sich Fettschürzen, die nur noch operativ entfernt werden können.

Generell sollten Sie während einer Gewichtsabnahme auch Ihrer Haut etwas mehr Aufmerksamkeit schenken. Zum Beispiel durch Trockenbürsten, Wechselduschen und auch durch eine feuchtigkeitsspendende Creme, Lotionen oder natürliche Öle.

Wie mache ich das Trockenbürsten richtig?

Zunächst sollten Sie sich einen naturechten Luffa-Schwamm oder -Handschuh gönnen. Dieser ist zwar etwas teurer, aber den Bürsten oder Handschuhen aus Polyester in jedem Fall vorzuziehen. Bürsten oder Handschuhe aus Polyester können Ihre Haut durch feine Kratzer schädigen.

Beginnen Sie mit einer Massage mit einem Luffa-Schwamm immer an den Füßen und bürsten langsam in feinen Strichen Richtung Herz. Beginnen Sie immer mit der rechten Körperhälfte. Anschließend beginnen Sie mit dem Bürsten der Arme, ebenfalls wieder von den Fingerspitzen Richtung Herz. Anschließend bürsten Sie Po, Hüften und Bauch in kreisenden Bewegungen. Zum Schluss bürsten Sie behutsam den Brustbereich.

Nach dem Bürsten sehen Sie gleich eine deutliche Rötung Ihrer Haut. Ein sicheres Zeichen für eine gute Durchblutung.

Wechselduschen - Richtig gemacht!

Beim Wechselduschen ist es wichtig, dass Sie zunächst warm duschen.

Also immer warm beginnen. Dann die Temperatur auf kalt herunterdrehen und mit den Füßen beginnen.

Wenn möglich, stellen Sie Ihre Dusche so ein, dass ein Strahl, wie bei einem Gartenschlauch, heraustritt.

Beginnen Sie immer auf der rechten Seite: erst rechtes Bein, dann linkes Bein. Genauso auch bei den Armen.

Beginnen Sie mit den Füßen und führen Sie den Strahl langsam zunächst an der Außenseite, dann an der Innenseite entlang. Immer Richtung Herz.

Anschließend sind die Arme dran. Wieder an den Fingerspitzen beginnen und Richtung Herz abduschen.

Danach Po, Hüften, Bauch und zum Schluss den Brustbereich. Gerade im Brustbereich kostet das enorm viel Überwindung. Wenn Sie es nicht gleich schaffen, duschen Sie erst nur Beine, Arme, Po, Hüften und Bauch. Nach einiger Zeit haben Sie sich daran gewöhnt und können langsam den Brustbereich dazu nehmen.

Das Ganze 3 Mal wiederholen. Also 3 x warm und 3 x kalt. Immer warm beginnen und kalt beenden.

Anschließend ist Ihre Haut stark gerötet durch die extrem hohe Durchblutung.

Auch bei Cellulite wirken sich diese beiden Maßnahmen sehr positiv aus.

Nach 2 Wochen Trockenbürsten und Wechselduschen, können Sie schon erste Erfolge sehen. Ihre Haut wird straffer.

Kleiner Tipp, wenn Sie wenig Zeit haben: Nehmen Sie Ihren Luffa-Schwamm mit unter die Dusche, geben Sie Ihr Duschgel darauf und reiben Sie Ihre Haut damit ab. Damit ist der Effekt des Trockenbürstens zwar etwas abgeschwächt, aber immer noch ausreichend.

Cremen Sie Ihre Haut danach gut ein. Beispielsweise mit einem guten, naturreinen Öl oder mit Ihrer Creme.

EINKAUFSQUELLEN

Als ich, vor mehr als 20 Jahren, anfing, meine eigene Kosmetik herzustellen, gab es noch kein Internet. Ich musste daher meine Zutaten in der Apotheke bestellen, was auch bis heute wunderbar klappt.

Auf meinem Blog: **www.natursanft.de** habe ich Ihnen eine Empfehlungsliste mit Zutaten und Zubehör erstellt.

Dort finden Sie Links zu Pflanzenölen, ätherischen Ölen, Wachsen, Lanolin, Kakaobutter etc. Ebenso Zubehör wie Waagen, Thermometer, Cremetiegel.

Zubehör und Rohstoffe sind lediglich Empfehlungen zu Ihrer Orientierung. Jedoch habe ich keinen Preisvergleich durchgeführt, ob die Zutaten woanders günstiger zu erhalten sind.

Ein ehrlicher Hinweis:
Wenn Sie über einen dieser Links einen Einkauf tätigen, so erhalte ich vom Anbieter eine kleine Provision.

Für Sie ändert sich preislich nichts. Die Provision zahlt mir der Anbieter für meine Empfehlung.

Diese Empfehlungsliste finden Sie unter:

www.natursanft.de

Worauf Sie beim Kauf achten sollten:

Bei den Pflanzenölen sollten Sie unbedingt auf folgende Hinweise achten:

Kaltgepresst
Erste Pressung
kbA (kontrolliert biologischer Anbau)
Bioqualität

Bei den ätherischen Ölen achten Sie bitte auf:

100% naturreines ätherisches Öl
Bioqualität

Kaufen Sie niemals „naturidentische Öle", Aroma- oder Duftöle. Diese sind chemisch hergestellt und können mehr schaden als nutzen

Lanolin

Kaufen Sie ausschließlich Lanolin anhydrat und achten Sie auf den Hinweis, ob das Lanolin auf Pestizide kontrolliert wurde.

SCHLUSSWORT

Lieber Leser, liebe Leserin,

wir sind nun am Ende meines Ratgebers angelangt.

Alle Inhalte habe ich nach bestem Wissen und Gewissen erstellt.

Dennoch möchte ich darauf hinweisen, dass auch natürliche Substanzen bei manchen Menschen Allergien hervorrufen können. Das lässt sich leider nie ganz ausschließen. Ich persönlich habe in den ganzen Jahren, in denen ich diese Cremes herstelle, noch nie eine allergische Reaktion gesehen. Weder bei mir, noch bei Abnehmerinnen.

Ich hoffe, Ihnen hat der Ratgeber weitergeholfen und gefallen.

Sollten noch Fragen offen sein, so können Sie mich gerne unter: birgitschilder@natursanft.de kontaktieren.

Bitte haben Sie Verständnis dafür, dass die Beantwortung Ihrer Fragen schon mal einige Tage dauern kann. Ich beantworte jede Frage persönlich.

Und nun wünsche ich Ihnen viel Spaß beim Rühren Ihrer eigenen, natürlichen Hautpflege. Über ein Feedback von Ihnen würde ich mich sehr freuen.

Herzliche Grüße

Birgit Schilder

In meinem Ratgeber „**Trennkost – Eigene Rezepte erstellen**" erfahren Sie alles Wissenswerte zum Thema Trennkost und vieles mehr.

Die Trennkost nach Dr. Hay zählt seit Jahren zu einer der erfolgreichsten Ernährungsform, wenn es um eine Gewichtsabnahme bzw. eine gesündere und vollwertige Ernährung geht.

Die Trennkost ist sehr abwechslungsreich und vollwertig. Man isst sich satt und dennoch purzeln die Pfunde.

Eine der wichtigsten Erfolge ist jedoch, einer Übersäuerung des Körpers vorzubeugen. Eine Übersäuerung ist oft auch die Folge von Übergewicht.

In diesem Ratgeber erfahren Sie alles Wissenswerte über die Trennkost. Weiterhin enthält dieser Ratgeber eine Trennkost-Tabelle, die Sie auf einem eigens hierfür angelegten Blog ausdrucken können. Die Trennkost-Tabelle enthält ca. 365 Lebensmittel, aufgeteilt in Eiweiß, Kohlenhydrate und neutrale Lebensmittel.

Es handelt sich um kein Kochbuch, sondern Sie lernen, wie Sie Ihre eigenen Rezepte nach Ihrem Geschmack und mit Ihren Lieblingslebensmitteln selbst zusammenstellen können.

Kochbücher enthalten oft viele Rezepte, die nicht dem persönlichen Geschmack entsprechen. Mit Hilfe dieses Ratgebers, sind Sie in der Lage, Ihre eigenen Gerichte zusammenzustellen. Ganz nach Ihren persönlichen Vorlieben.

Weitere Themen des Trennkost-Ratgebers:

Welche Schüssler-Salze unterstützen auf natürliche Weise das Abnehmen?

Wie pflege und unterstütze ich meine Haut auf natürliche Weise beim Abnehmen?

Was bedeutet eine Übersäuerung des Körpers?

Auch in diesem Ratgeber erfahren Sie einiges über eine natürliche Hautpflege, die besonders bei der Gewichtsabnahme notwendig ist.

Einige Probekapitel sowie die Möglichkeit, sich Ihre eigene kostenlose Trennkosttabelle herunterzuladen, finden Sie auf meinem Blog:

abnehmentrennkost.de

Für Ihre Notizen:

Für Ihre Notizen:

Für Ihre Notizen:

Für Ihre Notizen:

9 783752 829044